食事崩壊と心の病

大沢　博

第三文明社　レグルス文庫 258

まえがき

大学という教育システムの中で、「心理学」を専門としてきた私が、全国で起きた〝校内暴力〟の根源は、食生活の崩《くず》れではないか、という基本的な仮説を立て、自分なりに探究してきて三十年たった。

最近では、心の健康と食生活との関係に、だいぶ関心がもたれるようになった。学力と朝食、〝キレる〟と食生活など、無関係とは思われなくなった。

しかし事態は好転しない。最近の新聞（「産経新聞」、二〇〇七年八月十日付）では、「不登校増加」を報じている。文部科学省の学校基本調査で、「不登校」の児童生徒が、平成十八年度は、十二万六千七百六十四人（前年度比三・七％増）になったという。

「不登校」が大きな社会問題としてとり上げられても、私のように「不登校児は、登校して学習できるようなエネルギー補給を含む、食生活をしているか」という問いを発する人は、まず見当たらない。

不登校児には、それぞれ理由や事情があるだろうが、私はまず生物としてのエネルギーがわいているかどうかという、最も基本的な問いを発するべきだと思う。

同日の同紙面には、「児童虐待が最悪」という記事もあった。二〇〇七年上半期（一～六月）の児童虐待事件の被害児童（十八歳未満）は、昨年同期に比べて二一・七％増の百五十七人で、四年連続で増加したことが、警察庁のまとめでわかったという。

被害児童の年齢は一歳未満が二十二人と最も多い。虐待の加害者は実母が四十八人で最も多く、実父が四十五人。幼い我が子に、なぜ暴力をふるうのか。

本書は、暴力、無気力、統合失調症、アルツハイマー病などの根底をつらぬいているのが、米離《ばな》れ砂糖とりすぎを主な根源とする、低血糖症であろうという見解を、世に問おうとするものである。

多くの患者、苦悩する人、家族、医師、学生、教師などのみなさんから、貴重な体験を知らせていただいた。日本人の生物学的衰退をくいとめるのに、この本がいささかでも役割をはたせれば幸いである。

二〇〇七年八月

食事崩壊と心の病◉もくじ

第四章　低血糖症と統合失調症

第一章

荒れる社会と食生活

1　暴力化する人間

子どもが子どもを殺した

二〇〇三年七月一日、長崎市で一人の幼稚園児が、大型家電量販店で行方不明になった。翌二日に四㎞離れた、立体駐車場の下で遺体が発見された。九日、中学一年生の十二歳の少年（男子）が補導された。その供述から、路面電車で移動、その子に抵抗されたため、殺害に及んだことが明らかになった。

社会に大きな衝撃を与えたこの事件について、報道機関は動機、家庭状況、学校での行動など、いろいろな視点から取材をして、報道した。

やがて同県の佐世保市では、女子児童が女子児童を殺す、という事件も起きた。

校長研究大会は「心の教育」を宣言

全九州中学校長協議会は八月十九日、研究大会の開会式で、長崎市のこの事件や沖縄県の中学二年生殺害事件を受けた特別宣言を採択《さいたく》した。

宣言は「少年による悲惨な殺傷事件が相次いで発生し、社会に大きな衝撃を与えた。再発防止に向けて、学校が果たすべき役割の大きさを認識しなければならない」としたうえで、「生徒の心の安定を図り、心の教育の充実に努める」と宣言している。

「心の教育」とは何だろうか。「教育」は本来、心を育てることが柱ではなかったのか。

文部科学省は「自立支援教室」創設の方針

長崎や沖縄の事件を受け、文部科学省は、小中学生の問題行動に対応するため、立ち直りを促《うなが》す「自立支援教室」を創設する方針を固めた。小学校に試験的に相談員を配置、子どもだけでなく、親の相談にも応じることも決めた。

自立支援教室は、全都道府県に二カ所ずつ、学校外に開設。元教員や地域の教育関係者らがスタッフとなり、問題行動を起こした児童生徒の立ち直りの支援や学習指導に当たる。

「心の教育」や「自立支援」など、目新しい言葉を使っているが、問題の根源にせまる新しいアプローチを含んでいるのだろうか。

不可解なことを探究するには

ものごとを探究していく時、どういう枠組みでながめるかによって、見え方がまるっきりちがってくる。心理学では、照合枠とか準拠枠（フレーム・オブ・レファレンス）というが、これまでの枠組みでは見えてこないときには、これまでとちがった枠組みで探究していかなければならない。

日本最初のノーベル賞受賞者、湯川秀樹博士の創造性理論の基本概念は、「同定」である。見かけのことなるものの間に、同じものを見つけることである。同じに見えるものを「同じ」というのは誰でもできる。ちがって見えるものの間に、同じものを見つけるのが創造の基本である、というのである。

私はこの「同定」を、無関係に見えるものの間に関係を見つける、という意味にも解している。

異常な行動と食生活の間に関係があるのではないか、という照合枠で探究をしてきた。殺人など異常な行動をした人間は、どんな食生活をしてきたのだろうか?

十二歳少年の食生活

長崎の幼児殺害事件の翌月、週刊誌『女性セブン』(二〇〇三年七月三十日号)は、「十二歳少年倒錯の七畳間」という記事をのせた。

百世帯以上が暮らす巨大集合住宅。この十階以上にあたる高層階。約五〇㎡の３ＤＫ。

少年はここで、両親と三人で暮らしていた。玄関のすぐ左手にある七畳間が少年の自室。居間とは反対側に位置するため、帰宅したら、さっさと部屋に入ってしまうことも可能。

事件後、この部屋に足を踏み入れた捜査員は、驚きを隠せなかったという。引用させていただく。

「部屋には、左手にベッド、奥には勉強机が置かれていた。そして反対側にはクローゼットと本棚……と、ここまでは普通の少年の部屋と変わりない。ところが、部屋のあちこちにスナック菓子類の袋、さらにはカップ麺《めん》の空容器が散乱していたのだ。部屋には、彼の部屋専用の湯沸かし器付きのポットも置かれてあった。つまり彼は、両親と顔を合わせずにこの部屋で食事をすませることもできるのだ。」

この記事はさらに、この部屋にあった物をあげている。征服ゲームのソフト、アダルトビデオ、現金十万円、コンドーム。

こんな特徴もあったという。

「部屋のあちこちの壁に少年が振るった暴力の痕跡《こんせき》なのか、大きな穴もあったようです。

しかし、なんといっても問題なのは、ドアには内側から鍵がかけられるようになっていたことです。」

重要な情報を含んだ記事であった。しかし孤食は問題にしていても、何を食べていたかは重視しない。カップ麺やスナック菓子を主にした食生活を続けていたら、脳も正常に働けないだろうと思う。

一九七二年にも子どもが幼児殺害

三十数年前の昭和四十七年（一九七二）にも、似たような事件が東京の中野で起きていた。検死の神様、芹沢常行氏を描いた、山崎光夫著『逆転検死官』（新潮社）には、七二年にマンション屋上で、二歳男児の全裸の遺体が発見された、殺人事件の犯人のことが書かれている。犯人は現場近くに住む、十一歳の少年だった。

「芹沢は、捜査員がその家を調べる時に同行した。一歩家の中に入って目を見張った。夥《おびただ》しいスナック菓子の空袋とインスタント食品、ソフトドリンクの空き瓶が散乱していた。昭和四十年代から急速に普及した食品群である。栄養バランスのとれた正しい食事にほど遠い環境が読みとれた。

『食事の重要性が身に沁《し》みて分かりました。食が破壊されると、人の心も壊れます』芹沢の実感だった。」

昭和四十年代は、家計調査の上では、一世帯当たり一年間の菓子類購入金額が、米類のそれとほぼ同額にまで上がってきた時期である。

菓子類購入の支出が、ぐんぐんのびてきた年代である

2　食事崩壊の恐ろしさ

通り魔男の食生活は?

一九九九年九月八日、東京都豊島区の街頭で、両手に洋包丁とハンマーを持った男が、「むかついた。ぶっ殺す」と唸《うな》りながら、近くにいた男女三人を次々と刺した。さらに駅に向かう歩道で、男女七人に襲いかかった。女性二人が死亡、四人が負傷した。犯人の男は当時二十三歳だった。

同年九月十八日付の「朝日新聞」によれば、高校時代に教師に対して「家計を助けようと弁当屋で働いた。両親の帰りは遅く、帰ってこないときもあった。一人でパンやカップラーメンを食べた」と話したという。両親はギャンブルに金をそそぎ、家に帰れないことが多かったという。

二〇〇七年四月、最高裁はこの被告側の上告を棄却し、死刑が確定した。凶悪犯罪に至るまでに、家庭状況を主として、さまざまな要因がからんでいると思うが、無差別に人を殺すというような行為は、脳の統制機能が極度に低下していると思わざるをえない。食事の崩壊による栄養欠乏が、その基底にあるのではないか。

若者たちの食生活は？　菓子が食事代わりの学生がいた

今の若い人たちは、どんな食生活をしているのだろうか。ある短大の学生たちの報告を読むと、ぞっとしたり、期待がもてる、という感じになったりする。

ぞっとするほうの例としては、菓子で食事というのがあった。朝食はポテトチップス、チョコレート、アメなど。昼食はポテトチップス、コーラその他、と書いている。お菓子はとてもおいしいのでやめられませんという。

この学生は、お菓子を食べていて、だんだんおかしいなと気づいたことがあったと、次のような報告をした。

第一は集中力がなくなったこと。何をしてもすぐにいやになってしまい、すごく眠くなり、だらだらと寝てしまう。記憶力も悪く、すぐに忘れてしまう。

第二は、魚、肉などが食べられなくなった。それらのふだん食べないものを食べると、五分から十分くらいで、おなかが痛くなり、下痢してしまうことが多い。

第三は体力の低下。少し走ったりするだけで、疲れてしまい、とてもだるくなる。骨密度を調べたら、少なくなっていた。検査者から、骨粗しょう症になりやすいと言われた。

またお菓子を食べないと手が震《ふる》えるとも書いていた。これも、まさに低血糖症状といえる。

カップめん連続の人体実験

ふだんはきちんとした食事をしている学生が、崩《くず》れた食生活の人体実験をした報告もあった。

私は、実験するならば、食事改悪の実験ではなくて、食事改善の実験をするようにと言ったのだが、改悪実験をやってしまった。せっかくの体験報告なので紹介しておく。

朝食はヨーグルト一個。昼はファストフード（具体的には書いていない）。夕食はカップラーメン。この食事を一週間続けたら、どんな心理的症状が出るか、という実験をしたという。

第一日、異常なし。

第二日、朝食は欠食。午後友人を訪問、帰宅してからイライラした。ラーメンを食べた後に眠くなり、八時頃寝てしまった。この日は脱力感もあった。

第三日、朝食は欠食。昼食をとった後眠くなり、昼寝のつもりが、起きたら午後九時だった。その後ラーメンを食べた。課題に取り組むはずが、また寝てしまった。

起きている間ずっと、頭がぼーっとしていて、何もする気が起きなかった。

第四日、夕食は欠食。朝は起きられず、頭がガンガンとした。そのまま寝ていたら十二時になってしまった。その後も頭が痛み、だるい感じ、脱力感が続いた。夕方になって、理由もなく自己嫌悪になり、暗い気分になった。それが夜中まで続いた。

第五日、朝からささいなことでイライラした。階段を下りる時に足を踏みはずし、落ちた。夜になり無性に悲しくなり、涙がポロポロ出てきた。脱力感が続いた。

第六日、昼食を欠食。一日中頭がボーッとしていた。

第七日、朝起きてびっくりした。顔がバンバンにむくみ、顔色は青白い。脱力感が続く。こわくなって夕食からふだんの食事にもどした。

〝学級崩壊〟だった弟のクラス

ある学生は、小学生の弟のクラスの子どもたちのことを書いた。

教師が何回注意しても、それを無視して、ふらふらしている子どもがいるという。

そのような子どもの一人は、父親が夜いそがしい仕事のため、祖父母のところへ行っていることが多く、母親は心が不安定で食事をつくらず、朝食はなく、昼が給食、夜がインスタント食品である。

自分の嫌いな教科の授業になると頭が痛くなり、イライラしてくるので、鉛筆とノートをしまい、机をバンバンたたき、教師に抵抗するのだという。

しかしよく調べてみると、この学生の弟も、ふらふら歩く中に入っていたという。

考えてみると弟は、炭酸飲料が大好きで、あとはお茶づけやインスタントラーメンなどを食べていた。そこで弟とその友達に、インスタント食をなるべく食べないように話したら、前よりは集中できるようになり、みな落ち着いて席に座るようになったという。

今どきの食生活

週刊誌『ＳＰＡ！』が一九九九年九月に、「イマドキ〔二〇代ママたち〕の貧食卓を覗《のぞ》く」という特集記事をのせた。この特集をやった理由は、同年七月の同誌で、「二〇代〔バカママ」たちのクレイジー育児日記」で、寒気《さむけ》を覚えるような育児事情をとりあげた時、食がとんでもないことになっていることに、驚いたからという。「粉ミルクはめんどうだ」とスポーツ飲料を与えていた。

さて高級住宅街に住む、八歳児をもつ母親の食事は次の通り。平日はほとんどはラーメンやピラフなど、ごく簡単なインスタント食品である。

「うちの娘はちょっぴり太め。娘のためにも、あまりつくらないほうがいいのよね。娘は給食だから、それで栄養がとれているでしょ」と言った。

この日は、朝がコーンフレークと牛乳、昼が冷凍高菜ピラフ、夕食は焼きソバとごはんだった。

次の母親、子どもは二歳。朝はトースト、昼はファミリーレストランか、コンビニのおにぎり。夜は納豆ごはんと枝豆が週に三回ほど。「子どもが、野菜は枝豆とフライドポテトしか食べないんです」と言う。食べないから作らないし、作らないから食べない、「悪循環」と書かれている。

六歳児をもつ母親。「朝はコーンフレーク、夜はコンビニの弁当や、フライドチキンとか、ファストフードで簡単にすませてしまう」という。定番はマヨネーズごはん。「そもそも私、ごはんを炊《た》くのが苦手というか、お米をとぐのがイヤなんです。マニキュアもはがれるし、だから一カ月くらい、電子レンジで温めるごはんを使ったこともありますよ。このほうがおいしい。それにマヨネーズと醤油《しょうゆ》をかけて食べれば、子どもも文句は言わないし、おなかいっぱいになる。子どもは学校の給食で栄養がとれているから大丈夫ですよ。それに食後は、カルシウム入りのお菓子を与えている。」

学校給食は栄養十分か

前記の母親たちは、学校給食で栄養がとれていると言ったが、はたしてそうだろうか。米飯の決定的重要性を認識せず、インスタント食品や菓子パン、あるいは菓子さえも主食と考えている家族がある。

なぜこれほど米を食べなくなったのか。私は、現在でも米食が少ない学校給食が、根本的要因のひとつと思えてしかたがない。

学校給食に米飯が導入されたのは、一九七六年からである。しかし当初は、米飯回数が月平均〇・六回にすぎず、一九九七年で二・七回という程度である。二〇〇二年現在では、全国平均で週に二・七回米食が実施されている。

ここで現在の学校給食をながめてみよう。

群馬県のある小学校の二月の給食献立《こんだて》表から、主食のところだけ抜き出してみた。

ホブサ（ビタパン）、ごはん、せわりパン、デニッシュロールパン、ゆかりごはん、コッペパン、むぎごはん、チーズパン、ごはん、しょくパン、じゃこなめし、ココアパン、ぐんまるくん（あままる）、ごはん、コッペパン、ごはん、せわりパン、メロンパン、さくらライス。

ココアパンやメロンパンなどは、菓子パンの部類ではないだろうか。「あままる」というのは、砂糖で甘くしているのではないか。

学校給食をなげく栄養士

管理栄養士の幕内秀夫氏が『完全米飯給食が日本を救う』（東洋経済新報社）の中で紹介している、東京都のある公立小学校の献立《こんだて》はもっとすごい。やはり主食だけ抜き出してみる。

すいとん、カレーライス、ディナーロール、おこのみやき、中華丼、ホットケーキ、やきそば、ワカメごはん、てりやきバーガー、ひじきごはん、スパゲティナポリタン、フランスパン、ビビンバ、ハチミツトースト、煮込みうどん、デニッシュロール、ごはん、ジャムサンド。

幕内氏は「成長期の六年間、『教育』という名のもとに、このような給食を食べさせられ続けた子どもたちは、日本の風土に合った和食中心の食生活を好むようになるでしょうか」と言う。

さらに「極端な言い方をすれば、〔コメ離れ養成所〕、〔ファーストフード予備校〕、〔輸入食品普及所〕の役割を果たしていると言わざるをえません」と、強烈に批判している。

パンは、そのものが砂糖や油脂類を含む加工食品である。ジャム、バター、マーガリンなど、砂糖や油脂類を塗らないと食べにくいのも特徴である。輸入小麦粉の安全性にも疑問がある。

パンが主食だと副食は、コロッケ、コーンシチュー、グラタンなど、肉類や食肉加工品、乳製品、油脂類などに偏《かたよ》る。これでよいのか。

今の母親たちもみな、成長期に学校給食を食べてきた人たちである。

3　心を〝凶悪〟にする生化学的要因

犯罪・暴力への栄養学的生態学的アプローチ

すでに故人となった、バーナード・リムランド博士から送られてきた論文、「犯罪・非行・暴力を減少させるための栄養学的生態学的アプローチ」は、私にとっては、目からうろこが落ちる思いをさせられた内容だった。

残念ながら我が国では、このような発想の研究はなされてこなかった。犯罪・非行というと、研究するのは主として心理学者か精神医学者、あるいは社会学者ばかりである。

教育学者も問題にするが、これらの学者で食事に目を向ける人はいなかった。

そんな学問的状況の中で、栄養学者・川島四郎氏だけは、連合赤軍の残虐《ざんぎゃく》なリンチ殺人（一九七二年）の背後に、栄養無視の食生活があったと訴えた。この川島氏の提言も私に、学問的衝撃を与えた。

リムランド論文を手がかりとして、私は次々に文献を入手、海外の研究者と交流した。その一人が、米国の犯罪学者アレキサンダー・シャウス博士であった。その交流の成果が、彼の著書『栄養と犯罪行動』（ブレーン出版）の訳書の出版である。

大量殺人犯の毛髪分析

刑務行政の経歴もあるシャウスは、受刑者の毛髪分析を行ない、暴力犯罪者は非暴力犯罪者にくらべて、鉛とカドミウムの値が有意な差で高いことを見出《みいだ》した。

一九八四年、カリフォルニアのあるレストランで、十五分間の乱射により、二十四人を殺した犯人の毛髪からは、人間で測定された最高値のカドミウムが検出された。鉛も高かった。この男は、職場でのカドミウム被曝《ひばく》で、肝不全になったことがあった。さらにわかったことは、彼が家の中で鉛弾をつくっていたことだった。

一九八六年、オクラホマの郵便局で十四人を死亡させ、六人を傷つけて自殺した犯人の毛髪からは、異常に高い銅、カドミウム、鉛が検出された。鉛だけでも、知られている症状には、中枢神経機能低下、興奮、狂乱行動、知的障害、学習障害、恐怖などがある。

毒で犯された脳は、化学的異変が生ずるため、心理的な脅威感を起こし、それを外部に投影して、まわりの人間が自分に襲いかかるという知覚になり、彼としては襲いかかる人々に反撃した、ということではなかったろうか。

九歳児が〝殺人未遂〟

シャウスが直接援助した例として、九歳男児アランのケースがある。アランは、自分が乗りたかったブランコに乗っている、十歳の男の子に、「おりろ」と言ったが拒否され、「殺してやる……おまえを殺す！」と叫びながら、首をしめた。教師の救援が間に合わなかったら、死んだところだった。

両親は、この子をコントロールできないということで、シャウスに委託した。調べてみると、母親はヘロイン中毒、父親は失業中、幼いきょうだい二人も行動障害という家庭だった。

母親の話では、教師の勧めで、リタリンという薬を処方してくれる医師のところに連れていった。最初の処方は一日二・五mgだった。投薬を中止すると悪くなったし、その薬への耐性ができたので五mgに増加、再び悪化したので七・五mg、やがて一五mg、ついには三五mgにまで増やされた。

シャウスは、アランの家から一マイル弱のところに、世界最大級の銅精錬所があって、地下水や土壌の汚染が問題になっているのに気づき、住民の毛髪分析を行なった。多くのケースに銅、鉛、カドミウムの濃度過剰を見出《みいだ》した。

アランの医師も、金属の濃度過剰を見るために検査に同意した。アランも銅値が非常に高いことがわかった。同時に亜鉛の相対的欠乏があった。そこで行なわれたのが、「亜鉛充満療法」で、亜鉛とビタミンB_6を使用するものだった。この療法が開始されるや、改善の兆候を示し始め、二カ月たったら、学校でも家でも非常によくなった。

シャウスは、ヘロイン中毒の母親をも援助した。やがて一家は移転、連絡がないまま四年がすぎた。あるテレビ番組にゲストで出演したシャウスの前に、突然現れたのがアランと母親だった。見違えるようになったアランが、シャウスにお礼を言った。

暴力をふるう大人たち

シャウス博士は、家族内暴力のケースもあげている。

二十六歳の男性の妻から、夫がひっきりなしになぐるので調べてくれと頼まれた。面接では品がよく、社交的な男であった。彼は五年間、弟とともにオートバイの店を経営し、成功してきた。修理が大好きで、自分のことを〝グリスまみれのモンキー〟と見てきた。毎日、かなりの量のコーヒーを飲み、タバコは二パック以上すった。アルコールは少なかった。

毛髪分析の結果、鉛、水銀、カドミウム、アルミニウムといった有毒金属が高く、亜鉛、ナトリウム、カリウムは低かった。結局、不健康な作業環境で働いていたことがわかり、政府の検査官が作業場を訪れ、州と連邦の規制に従うよう強制した。

妻は彼を、ある医師のところに連れていき、有毒金属除去の処置をしてもらった。治療を開始して三週間で、妻からは劇的に改善されたという報告があった。それから一年間、彼は虐待《ぎゃくたい》していない。毛髪の再検査では、有毒金属すべての濃度が顕著《けんちょ》に低下していた。

妻への暴力と銅過剰

シャウスは、妻をたたいて逮捕された男のことも書いている。この夫妻は、離婚届を書こうとしていた時に、委託されてきた。面接してもテストしても、何も明らかにならなかった。しかし毛髪分析は、九一ｐｐｍという、極めて高い銅濃度を示した。亜鉛充満療法がなされ、三週間後には、行動改善と健康感の向上が報告され、六カ月後の毛髪分析では、三五ｐｐｍという正常範囲まで下がった。銅過剰の源は、水道の銅管からと思われた。

コーヒーがぶ飲み妻の暴力

シャウスのところに、一人の男が相談にやってきた。仕事を終えて帰宅したところ、妻が肉切り包丁で襲いかかってきたという。

面接中、三カ月前に妻に新しいコーヒー・パーコレーターを買ってやったという話があった。この、ほんのちょっとした話が、関係あるかもしれないという考えがわいた。彼は即座に妻に電話して、一日にコーヒーを何杯飲んでいるかたずねた。返事は「十五杯から二十杯の間」だった。

彼の思い出したところでは、以前は一日三杯か四杯だった。シャウスは、一日五杯以下に減らすようアドバイスした。やがてこの夫婦の関係は、平静になったという。

缶コーヒー二十五本飲んだ息子

私が、ある女子学生から相談されたケースである。二十歳代の兄が暴力的で困っているという。兄は缶コーヒーをたくさん飲んでいて、ある時などは、一度に二十五本飲んだとうそぶいていたという。親が病院の精神科に連れていくが、食生活について聞かれることなく、精神安定剤がわたされる。彼はそれをまとめて飲んでしまって、もっともらってこいとわめく。

缶コーヒーをどこで買うかというと、親が小遣いかせぎのために家の前に設置した、自動販売機からだという。栄養補助食品を勧めたところ、いくらか改善されたようだった。

このケースはまさに日本の縮図である。いつでも飲みたい、食べたい人。それを作り販売する企業。そのコマーシャルで成り立つマスコミ。そして食品店でなくても設置される自動販売機。そこから大量に買って飲むのが我が子！

暴力をふるうので精神科で診療を受けると、向精神薬が与えられる。食生活は問題とされない。

息子に暴力をふるった教師

児童・生徒への教師の暴力も、よく問題になるが、自分の息子に暴力をふるった教師の報告の中に、それを解く鍵のひとつがあるかもしれない。

「中二の息子が、休み中の課題を未消化のまま学校へ持っていくというので、頭に血がのぼり顔面平手打ち、そのうちこぶしが顔面を直撃するようになった。不思議なことに、一度暴力をふるい始めると、なかなか止まらないで、次々と行動となって出てくる。もうやめよう、という気持ちがありながら、何回か打っている。翌朝、息子の顔面は腫《は》れあがり、眼球の白いところに出血が見られた。

私が好きな飲食物は、清涼飲料、チョコレート、アイスクリーム（いちごジャムをつけて）、インスタントラーメン、菓子パン、焼肉、ハンバーグ、ソーセージ、ウイスキーなどである」

瓶でなぐる人々

私が長年住んでいた岩手県で、子連れの女性と結婚した学生が、まだ三歳の子どもを、言うことをきかないからといって、炭酸飲料の瓶でなぐり殺した事件があった。そういう瓶があったというのは、飲んでいたということであろう。

飲めば誰でもそれでなぐるというものではない。しかし同じような瓶で、息子が父親をなぐり、植物状態にしてしまった事件もあった。その父親は一年半後に死亡した。父親は教師であった。

青森県では、中学校の教師である息子が、母親を炭酸飲料の瓶でなぐり殺した事件があった。

食生活と攻撃行動との関係については科学的裏づけがある。砂糖減らしの実験をしたショーエンセーラーの研究が、そのひとつである。

彼は北カリフォルニアの三千三百九十九名（そのうち女子五百七十八名）の、少年施設収容中の非行少年少女に、砂糖とスナック、それに添加物を減らした食事を与えた。

その結果は、自殺未遂はゼロ、自傷を防ぐための拘束具使用は七五％減、混乱とばかさわぎは四二％減、乱暴となぐりあいは二五％減となった。

虐待や家庭内暴力についての相談があった場合、食生活の検討を含めるべきであろう。心にばかり目を向ける心理主義から、脱却《だっきゃく》するべきである。

4　荒れた学校——〝食育〟で立ち直る

「食育宣言」見送り

二〇〇四年十二月、「上毛新聞」に「『食育宣言』見送り」という記事がのった。

群馬県は、第一回食育推進会議を開いたが、外部委員から子どもの食生活をめぐる危機的状況を訴える声が相次ぎ、予定していた「ぐんま食育宣言」の採択を見送ったという記事であった。

「朝食を食べない小学生が増え、午前中に居眠りやけんかが目立つ」「朝食にチョコレートやポテトチップスを食べる子もいる」などの意見が続出。県側は「一日三食バランスよく食べます」などの宣言案を用意していたが、「きれいごと過ぎる」と、文案を練り直すことになったという。

私はその三年ほど前に、前橋市のある地域の会で、中学生代表としての中国人の女子生徒のスピーチを聴いたことがある。「日本の学校に入って、一番驚いたのは、たくさんの生徒が給食を食べ残すことです」と言った。

前橋市では、給食食べ残しが年間約一億円相当だと、話題になったことがある。子どもたちの食生活は、ほんとうに危機的状況と思う。

荒れた学校と食育

二〇〇四年五月二十三日付の「世界日報」は、「荒れた学校、『食育』で立て直す」という見出しの記事をのせていた。次に紹介する。

千葉県の野栄《のさか》中学校のことである。

この学校は数年前、暴力行為や器物破壊などで荒れていた。学校はこれに対して知育、徳育、体育の重視とともに、「食育」の立場から、玄米給食を導入。校長を中心とする教職員の指導が実り、やがて「生徒指導困難校」を脱した。

一九九八年から二〇〇〇年頃、野栄《のさか》や周辺の中学が荒れた。九九年から〇四年末まで校長だった平山氏によれば、「遅刻、欠席は思いのまま、不登校生徒も多く、茶髪、服装の乱れ、いじめ、喫煙、暴力行為なども数多く見られ、いわゆる生徒指導困難校だった」という。

野栄中学校は知育、徳育、体育を重視、あわせて生徒活動、学校行事、運動部活動の活性化などに取り組んだ。施設を訪問して介護の手伝い。また問題行動に走る生徒を集めて、校内に畑を造ったり、近くの農地で畑作業をさせるなど、さまざまな対策を行なった。

生徒の食生活の見直し

さらに見直したのが、生徒の食生活だった。九九年に実態調査を行なったところ、きちんとした食事をとらず、炭酸飲料やポテトチップス、スナック菓子などで済ませている生徒が多かった。好き嫌いが激しく、給食の食べ残しも多かった。

そこで同年夏、「日本食養の会」会長、藤城博氏を招いて講演会を開催、食の重要性や玄米食の効能について学んだ。

これを契機に「玄米給食」案が浮上。「よいものならば町全体で取り組もう」と教育長、町議、町内の一つの幼稚園、二つの小学校、学校給食センター所長などが合同で、検討に着手した。

玄米は体によいとわかっていても、白米よりも硬《かた》く、よく噛《か》まないと胃が痛くなる。玄米をわずかに発芽《はつが》させた発芽玄米のほうが、軟らかく甘味がある。

発芽玄米を加えた

発芽玄米を二割入れた給食を、生徒に試食してもらった。七〇～八〇％の生徒が「おいしい」「白米と変わらない」と回答した。

養護教諭は、発芽玄米に含まれている「ギャバ」という成分には、脳の興奮を抑える作用があり、イライラ、めまい、だるさなどが改善されるなどの効果があることを、マンガで説明。

藤城氏夫妻を招いての、保護者向けの調理教室も開いた。

給食センターの栄養士によれば、白米よりは水を多めで炊《た》く。冷《さ》めると硬《かた》くなるので、保温力のある器を使うという。

生徒が落ち着いてきた

野栄《のさか》町の玄米給食は二〇〇一年から試行、〇二年度から週二回の割合で実施。生徒が次第に落ち着きを取り戻したのは、それから約半年後だった。

○三年九月に開催された「食養フォーラム」で、野栄《のさか》中学校の生徒やOBが、玄米食についての体験を発表した。
　卒業生の一人は、「集中力がついて、落ちる一方だった成績が上がった。おかげで特待生として高校に入学でき、スポーツでも良い成績を収められた。高校に入っても玄米を食べている」と報告した。

　在校生からも、「すぐにイライラしたり、キレたりしたのが減った」「集中力、体力がついた」「朝の目覚めがすっきりして寝坊しなくなった」「病気になりにくくなり、丈夫になったと思う」などの感想が発表された。

　教師の側からは「欠席が減った」「持久力がアップした」と報告された。
○三年度に着任した教頭の常世田氏は、荒れた当時を知る人だが、「全《まった》く見違えるほど雰囲気は変わっていた」と驚きをかくさなかった。
　このような実践の記事を読むと、学校給食改善が、この荒れた社会を人間的な社会に変えていく、突破口のひとつかもしれないと思う。

長野県真田町でも学校給食改善

発芽玄米まじりの米飯給食で大成功を収めた地域が、ほかにもあった。

長野県の真田町である。推進力となった教育長、大塚貢氏にお目にかかったことがある。

ジャーナリストの櫻井よしこさんが、『この国を、なぜ、愛せないのか』（ダイヤモンド社）という評論集の中で、「学校給食の改善だけで非行をゼロにした学校」という見出しで、そのことをとりあげている。紹介させていただく。

大塚氏は、教育長就任前は校長を務めていた。

「私が行った学校は、世間でいう荒れる学校が多かったのです。朝礼で子どもがバタバタと倒れる。調べてみると貧血です。授業に集中できずに騒ぎ出す。調べてみると、空腹なんです」
氏は、早朝からコンビニエンスストアの前に立った。

直感は当たっていた。コンビニ弁当を多食していた子どもたちと、校内で問題を起こしていた子どもたちがほぼ一致した。そこで、大塚氏は猛然と取り組んだ。学校給食の改善である。基本としてパン食を、発芽玄米まじりの米食に切り替えた。ボリュームをいっぱいにし、栄養のバランスを考え、なによりもおいしくした。

地元の産物を利用した。コメも地元、野菜も卵も果物も地元の穫《と》れたて。子どもたちの評判はよかったという。

教育長に就任すると、町の学校全体で同様の取り組みを始めた。給食は、週五食とも米食。モリモリと食べさせ、学校の花壇には皆で花を植えた。

「この三年間、真田町では子どもの非行はゼロです。……都会の子どもなどにも負けない学力があります。体力も、思いやりや優しさもあります」と大塚氏は語ったという。

このように学校給食の改善、発芽玄米を加えた米飯の給食が、目を見張るような成果をあげた。日本人の生物学的衰退を食い止め、たくましく、優しい人間への成長を実現する突破口にしたいものである。

第二章

低血糖症という病

1　暴力と低血糖

凶悪犯罪と脳の異常

精神医学者である福島章氏は、著書『子どもの脳が危ない』（ＰＨＰ）の中で、日本中に衝撃を与えた殺人事件の犯人の少年たちの脳に、異常が見られたと述べている。

東京・目黒で両親、祖母を殺害した中学二年生の場合も、その脳をＭＲＩ（磁気共鳴画像装置）で調べたら、中等度の脳の萎縮《いしゅく》像が見られたという。

私は、この事件の後、食生活の報道がなされないかと注目した。母親が、事件の一週間前に友人に、「息子の部屋に入ったら、ジュースの空き缶が山積みだったので驚いた」と話していた。

祖母は、専用の冷蔵庫に清涼飲料を入れておいて、この孫がいつでも飲めるようにしていたとも、記事にあった。

清涼飲料がぶ飲みと脳萎縮は無関係だろうか。低血糖が反復して起きていたとすれば、脳のエネルギー源であるブドウ糖が不足を繰り返し、脳が萎縮してしまうのではないか。

ＰＥＴによる海外の研究

福島氏は、ＰＥＴ（陽電子放射断層撮影法）を使った海外の研究も紹介している。ＰＥＴというのは、放射同位元素とＣＴスキャンの技術を用いて、脳などの各部位の血液量や糖代謝などを画像診断によって測定する装置である。

南カリフォルニア大学のレインらは、一九九四年に、殺人者と対照者各二十二名の脳代謝を調べたところ、殺人者では前頭部の糖代謝が全体的に低下していた。とくに前頭葉内側では、糖代謝が有意差をもって、著《いちじる》しく低下していたという。

レインらは一九九七年には、十五名の計画殺人者と九名の衝動殺人者を、四十一名の対照群と比較し、衝動殺人者では左右の前部前頭葉における糖代謝の低下と、右半球の皮質下核の糖代謝の亢進《こうしん》を認めたが、計画殺人者ではこの種の変化が軽度であったという。

英国のヴォルコフも、九〇年に粗暴行為で勾留《こうりゅう》された四名の犯人を観察し、前頭葉と左側頭葉では脳血流量と糖代謝が著明に低下している画像を示した。

米国のゴイヤーは九四年に、攻撃行動などで人格障害と診断された十七名を観察したところ、行動異常の得点の高いものほど、前頭葉下部の糖代謝が有意に低下していることを発見した。

福島氏は犯罪だけではなく、注意欠陥多動性障害についても論じ、これも脳障害の影響が濃いとしている。

脳障害を起こす原因としては、内分泌攪乱《ないぶんぴつかくらん》化学物質をあげている。

摂食障害と脳

足立己幸・NHK「子どもたちの食卓」プロジェクト著『知っていますか子どもたちの食卓』（NHK出版）を読むと、日本の子どもたちの食事のひどさにぞっとする。

この本の中にある、青春期内科医の森崇《もりしゅう》氏の文を読んで、やっぱりそうかと感じたことがある。摂食障害（拒食や過食）の若者たちの臨床検査をしてみると、いろいろな異常が見つかるという。頭部CT（コンピューター断層撮影）をしてみると、長期に罹《り》患《かん》しているほど、前頭、頭頂など各領域に萎縮《いしゅく》像が見られるというのである。

知り合いの精神科医に話したところ、そういうことは十年以上も前から報告されていましたよ、と言われた。ただ摂食障害が治ると、脳の萎縮も回復しているとのこと。しかし摂食障害が極めて長期にわたって持続しても、萎縮は回復可能性があるのだろうか。

暴力と低血糖

デボラ・ニーホフ著『平気で暴力をふるう脳』（草思社）という本がある。原題は『暴力の生物学』である。この本によって、暴力の生物学的側面の理解をもっと進めていきたい。

脳の血流量とグルコース（糖）に関して、次のように述べられている。

PETは脳各部の血流量と糖の代謝量を追跡できる。

ヴォルコウとタンクレディは、殺人、傷害、自殺未遂のケース①と、傷害、放火、レイプのケース②をPETで測定した。

①は、側頭葉皮質と前頭葉皮質で、糖の代謝量と血流量が減少していた。②は前頭葉の左側と左側頭葉で、血流量と糖代謝量が低下していた。

CTスキャンでは、①にも②にも構造的欠陥は見つからなかった。

この二人とも罪悪感がなかった。

低血糖症説との一致

脳の糖代謝と犯罪・暴力との関係といえば、シャウス著『栄養と犯罪行動』では、かなりのスペースをさいて、低血糖症説が論じられている。

この本では、いくつもの研究が紹介されているが、上院のマクガバン委員会の公聴会で証言し、有名になったバーバラ・リードの報告もあげられている。それは、二百人もの対象者に低血糖症治療食をとらせたところ、再犯率ゼロになったという報告である。『平気で暴力をふるう脳』では、なぜか、低血糖の方から迫っている暴力研究には言及していない。

しかし、低血糖になると過剰に分泌《ぶんぴつ》される、アドレナリンやノルアドレナリンの作用はとりあげられている。とくにノルアドレナリンの作用については、かなりの重点がおかれている。

ノルアドレナリンは警報システム

神経系には毎日、何十億ものメッセージが流れ込む。脳には、この過剰な知覚情報の流入を制限しようとするシステムがある。モノアミンと呼ばれる神経伝達物質ノルアドレナリン、アドレナリン、ドーパミン、セロトニンなどがその任にあたっている。アドレナリンは緊急事態時に心拍や呼吸を速め、顔面の代謝を高める働きがある。しかしこれだけでは、アドレナリンの働きの半分でしかない。アドレナリンの前駆《ぜんく》物質、ノルアドレナリンがまず、副腎《ふくじん》に警報を発し、感情が激《げき》した時に人々が見せるさまざまな兆候を起こさせるのである。

この本は、ノルアドレナリンの興味深い特性を教えてくれる。

私がノルアドレナリンに強い関心をもったのは、低血糖症治療の名医である柏崎良子医師の著書に、低血糖でノルアドレナリンが過剰に分泌されるが、これが不安、恐怖、強迫観念、自殺観念を起こす、とあったからである。

実際、私に援助を求めてきた、強迫観念が強いケースでも、ノルアドレナリンの過剰分泌が確認されていた。

ノルアドレナリンの出発点のひとつは、脳幹深くにある青斑核《せいはんかく》である。脳幹とは、脳髄のうち、大脳半球と小脳を除いた部分である。ノルアドレナリンの刺激によって青斑核から出る軸索《じくさく》（神経細胞より発する長い突起）は、視床下部《ししょうかぶ》、海馬《かいば》、扁桃体《へんとうたい》、とくに大脳皮質などに向かって、広がっている。

大脳皮質に到達すると、この軸索は上へ上へと伸びていく。そして表層近くに達すると、神経繊維は枝分かれして、網の目のように皮質全体に広がる。このノルアドレナリン作動性のネットワークのおかげで、青斑核を活性化させた出来事は、同時に皮質全体に警報を鳴らす。

外界に現実に脅威の源が迫っている時に、このような警報システムが発動され、アドレナリンが急速に生成されて、戦うか逃げるかの行動を開始するのは正常である。しかし、脅威がないのに、このシステムを発動してしまうのが低血糖である。

2　世界初の低血糖症の論文

低血糖症

人体のあらゆるところに、血液によって糖（グルコース）が運ばれている。これが全細胞のエネルギー源である。血液中のこの糖、血糖が異常に低下することは、その体にとって重大であり、極度の低血糖は死をまねく。

食事の中で「主食」の部分が、その糖の補給を支え、まさに人間の〝主力〟を生み出すものであろう。

従来の医学界では、低血糖が起こる原因として、糖尿病治療のためのインスリンの過剰注射、あるいは膵臓《すいぞう》の腫瘍《しゅよう》によるインスリン過剰分泌《ぶんぴつ》、という二つしか認識していなかった。穀物離《ばな》れで砂糖など少糖類の多量摂取が、インスリン過剰分泌をまねき、血糖を低下させるという食原性の低血糖症は、なかなか理解されなかった。

ハリスの発見——インスリン過剰症

世界で最初の低血糖症論文を発表したのは、米国のシエール・ハリスである。その論文は、米国医学会雑誌に掲載された「低インスリン症と高インスリン症」(一九二四)である。後年、米国医学会はハリスの業績を認め、メダルを授与した。

論文のまえがきは次の通りである。

「糖尿病あるいは低インスリン症は、甲状腺機能亢進症《こうしん》に似ている。甲状腺機能亢進症が、甲状腺機能低下症に先行することがある。

インスリンを分泌する、膵臓のランゲルハンス島にも、なんらかの機能低下があって、インスリンの過剰形成が起こるのかもしれない。高インスリン症が続くと、血糖の減少をひき起こす。それがある限度を越すと、特徴的な症状をもたらす。またおそらく、インスリン分泌の欠乏が、長期にわたるランゲルハンス島の過剰な作用をもたらすだろう」

ハリスはこのように推理した結果、高インスリン症という症状があるかもしれないと考えるようになり、糖尿病患者のインスリン反応と同じ症状、すなわち空腹感、無気力、不安神経症を訴えるが、糖尿病ではない患者が多くいることを、見出《みいだ》した。

非糖尿病患者の低血糖反応

最初の患者は医師で、一九二三年三月に相談に来た。高インスリン症の症状を示す人で、毎日昼食前に無気力、神経過敏、空腹感などの症状がひどくて、診療の仕事をすることができなかった。

そういう時、キャンデーや清涼飲料をとったり、何か食べれば楽になることがわかっていた。これが昼食の一時間前で、その時の血糖を測定したら、六五mg／dlだった。同年五月十五日の同時刻に採血したら、七〇mg／dlだった。

バランスのよい食事、そして三時間ごとに食べ物をとるように指導された。一年後この医師は、一日五食にしたらよくなったと報告した。

同年の十月、いろいろな消化障害で七年間も観察されてきた患者が、次のように訴えた。

「毎日食事の一時間前に、ひどい空腹感と無気力を感じます。食事の時刻に何も食べずに二〜三時間すぎれば、死んでしまうだろうと信じています。何かを食べれば救われます。食後の三時間か四時間あたりがらくです」

ハリスは、彼に症状が出る時刻の血糖値を調べた。正午に六五mg／dlだった。十分《じゅうぶん》に食事をとらせて二時間後にまた調べた。この時は一三〇mg／dlに上がっていた。

この患者は、トロリーバスに一時間も乗る郊外に住んでいた。糖負荷《ふか》試験の後、何も食べずに家に帰って行った。彼は、「終点につく前に気力が低下し、ほとんど歩くことができず、やっと家に帰った。妻が何か食べさせてくれなかったら、死ぬような感じだった。食べるのもやっとだったが、食べた後は調子よくなった」と言った。

体重一〇〇kgだった女性

一九二四年一月、一時的な糖尿病の病歴がある女性が、インスリン注射をしていて、顕著な低血糖症状を訴えた。以前は体重が約一〇〇kg。尿に糖が出たので、低脂肪、低炭水化物を指導され、七二kgにまで減量したが、その時期に健康を害した。

彼女は「起きているのは十二時から夜中の二時までで、神経過敏、震《ふる》え、無気力、感情がそこなわれ、極度の冷え、飢餓感があります」と言った。

ひどい神経過敏の時の血糖値は四七mg／dℓだった。二五gのブドウ糖をとって二時間後は、一三〇mg／dℓに上がった。

ハリスは論文の結論として、次のように述べている。

高インスリン症の原因のひとつは、ブドウ糖を成分とする食品の、過度の摂取である。過食により誘発された過剰活動の結果として、膵臓《すいぞう》の「ランゲルハンス島」が疲弊《ひへい》し、低インスリン症（糖尿病）が起こる。一方、高インスリン症の時の飢えが過食の原因となる。したがって肥満が糖尿病に先行することが多い。

ハリスのこの重大な医学的発見が、臨床の場で活用され始めるまでには、長い年月がかかった。

3　医師の体験と臨床研究

理由不明の症状に悩んだ医師——ガイランド

ステフェン・ガイランドは、病気になるまでアメリカ・フロリダ州タンパで、開業医としてはたらいていた。彼は理由のない不安、震《ふる》え、無力感、めまい、失神、発作性の心悸亢進《しんきこうしん》、それに集中力と記憶の困難という、自分の症状の理由を求めて、ある専門医に相談した。その専門医は、彼が神経症であるということと、それらの障害があっては開業医の資格がないと告げた。

ガイランドは、この意見を受け入れることを拒否し、他の医師、さらに他の医師というように相談した。彼はいろいろな診断を分類し、神経症、脳腫瘍《しゅよう》、糖尿病、動脈硬化のどれかではないかと考えた。

しかし病《や》み続けてはたらくことができず、処置なしだったが、ガイランドはたまたま低血糖についてのシエール・ハリスの論文を読んだ。そこには、まさに彼自身のと同じ症状についての、診断と処置が書いてあった。ガイランドは、低血糖の検査を受けて、自分がその通りだったことを知った。適切な食事をするようになったところ、症状は消えていった。彼は『アメリカ医学会雑誌』(一九五三年七月号)に手紙を寄せた。

「もしすべての医師が、シエール・ハリス博士の論文を読んだならば……何千という人々が、私のような体験をしないですむことでしょう。私は、六時間の糖負荷試験で診断されるまで三年の間、十四人の専門医と全国的に有名な医療機関三カ所で、検査を受けてきましたが、その診断は脳腫瘍、糖尿病、脳動脈硬化というものでした……以来私は、多くの患者の診断と治療に、この苦労して手に入れた知識を用いてきました……」

診断が正しくても、次には処方が問題である。ガイランドに低血糖という診断を告げた、ある医師が示した処方は、なんとキャンデーバーだった。

「低血糖ならば砂糖をとればよい」と言われた人はかなりいる。医師たちは、インスリン注射や血糖降下剤で糖尿病治療中の患者が、低血糖になった場合の対処を一般化して、そのように言うのであろう。

砂糖とりすぎが低血糖を起こすということを全然知らず、むしろ砂糖をとるように勧めることがある。そのような医療で長年病んだ学生がいた。病院内で自殺未遂を二回起こしていた。

ガイランドがあげた症状リスト

ガイランドはその後、六百人以上の低血糖症患者の治療を行ない、彼らの症状のリストを発表した。各症状の下につけてある数字は、その症状を訴えた患者の％である。

神経過敏（九四）、怒りっぽい（八九）、極度の疲労（八七）、無気力、ふらふら、震《ふる》え、冷や汗、脱力発作（八六）、うつ（七七）、めまい（七三）、眠い（七二）、頭痛（七一）、消化障害（六九）、忘れっぽい（六七）、不眠（六二）、たえず悩む、わけのわからない不安（六二）、精神的混乱（五七）、内的震え（五七）、心悸亢進《しんきこうしん》、頻脈《ひんみゃく》（五四）、筋肉痛（五三）、感覚麻痺《まひ》（五一）、決断できない（五〇）、非社会的、反社会的（四七）、発作的に泣く（四六）、性衝動欠如（女性・四四）、アレルギー（四三）、協調運動不能（四三）、脚のひきつり（四三）、集中力欠如（四二）、目がかすむ（四〇）、筋肉のひきつりや不随意運動（四〇）、皮膚がかゆい、何かがはうような感覚（三九）、息がきれる（三四）、息がつまる発作（三四）、よろめき（三四）、ため息とあくび（三〇）、インポテンス（男性・二九）、意識がなくなる（二七）、夜の恐怖、夜驚《やきょう》（二七）、リウマチ性関節炎（二四）、恐怖症、恐怖（二三）、神経性皮膚炎（二二）、自殺志向（二〇）、神経衰弱（一七）、痙攣《けいれん》（二）

ガイランドがあげた症状リストは、実に多様である。アメリカでは、低血糖症に〝偉大なる物まね師〟というニックネームがつけられたこともある。

私は、盛岡医療生協の坂正毅医師の協力を得て、多くのクライエントの血糖曲線を入手することができ、そのケース研究を主にした著書を出すことができた。その中で低血糖症が、不登校、いじめ、攻撃、犯罪、非行、精神疾患、認知症などの基本的要因になっている可能性を示唆した。

低血糖症治療の日本のパイオニア――柏崎良子医師

一九八七年に開業した、千葉市のマリヤクリニックの柏崎良子医師は、前記のガイランドと同じように、自《みずか》らが低血糖症であることに気づき、開業当初から低血糖症の検査治療を始めた。低血糖症の症状がうかがえる人に、本人の同意のもとで、五時間の精密耐糖能負荷試験をすると、ほとんどの人がまさに低血糖症であることに驚いた。

柏崎医師は二〇〇七年現在まで、約千人の低血糖症患者の診療を行なってきて、最近は、『低血糖症と精神疾患治療の手引』（イーグレープ）を著わした。

この本の冒頭に、夫君の柏崎久雄氏が「私たちが栄養医学を始めた経緯」を述べている。その中で開業初期の頃の苦労に触れておられる。

「当初、私たちの低血糖症への取り組みは、人々に誤解され、攻撃されました。欧米では、当たり前に取り上げられ、話題になっているのに、と歯がゆかったものです。検査の結果、明確に低血糖症と診断しても、『その病名は医学辞典にない』『こちらの医者が認めない』として、患者さん達が診療を認められず、精神病の言い訳としか理解されませんでした。現在でも、患者さん本人が治療を望んでいても、『精神病は精神科で治せばいい、良い薬は十分ある』というご家族もあります。しかし、私たちの治療方法は、実施してみると患者さん自身が改善を実感するという自信があります。たとえば、精神安定剤を飲んでいた患者さんが、当クリニックに来院し、応急の対応処置をされると泣き出してしまいました。『私はこれまで泣きたくても泣けなかった。感情を出せてうれしい』と率直な表現をし、ホッとして帰っていかれました。」

柏崎医師の低血糖症研究については、第三章でとりあげる。

4　現代病――低血糖症

エイローラ著『低血糖症』

一九七七年、パーボ・エイローラは、『低血糖症――現代病への新しいアプローチ』（ブレーン出版）を著わした。

裏表紙には次のような文がのせられている。広告文であるが、簡潔に低血糖症を表現しているので、紹介しておこう。

「あなたは犠牲者ではありませんか？　いつも疲れを感じていませんか？

コーヒー、コーラ、あるいはアルコールを、一日中とらずにいられなくはありませんか？　忘れっぽい、決断できない、いらいらするということはありませんか？　不眠、うつ、頭痛、震《ふる》え、眠い、発作的に泣く、冷や汗をかく、精神的混乱、不安、めまい、消化不良、アレルギー、肥満、甘いものへの渇望、性的エネルギーの欠如、こういうことが起きていませんか？

あなたは低血糖症にかかっているかもしれません。それは世界中で最も頻繁《ひんぱん》に誤診されている疾患です！

パーボ・エイローラ博士は、本書で、低血糖症とは何か、あなたがそうであるかどうか、どのようにして知るか、簡単で常識的なアプローチで、この〝かくれた〟疾患を完全に除けることを説明しています。」

ではエイローラは、低血糖症をどのように説明しているのだろうか。

低血糖症＝ハイポグリセミアの「ハイポ」は「低」を、グリセミアは「糖」を意味している。

低血糖症は、公式的には一九二四年にシエール・ハリスによって発見された。彼は異常に低い血糖値と、それにともなうはっきりした症状を記述した。その状態は最初、高インスリン症と呼ばれ、血液中にインスリンが多すぎることで起こると考えられた。

なぜインスリンが過剰になるのか

インスリンを産出する膵臓《すいぞう》が、なぜ活動過剰になるのか。エイローラは、次のように論じている。

食物から得られる三つの基本的な栄養素は炭水化物、脂質、タンパク質で、それにもちろんビタミン、ミネラル、微量元素、酵素などである。ほとんどの食物はこれらの全部を含んでいるが、割合はことなっている。

農業が出現して以来の食事は、おおよそ穀物、種子、野菜、果物それにいくらかの乳製品などの、自然の複合炭水化物であった。肉と魚が主な食事になったのは、この地球上のある地域だけで、しかも少量にすぎなかった。私たちの代謝作用が適応したのは、低タンパク、低脂肪、高自然炭水化物であった。しかし過去数百年の間に、人々の食生活は劇的に変化した。肉や魚、とり肉をたくさん食べるようになった。

また以前はなかった砂糖や精白粉のような純化された炭水化物が、大量に食べられるようになった。アメリカ人は、一人当たり年間約五七kgもの砂糖を摂取するようになった。人間の体は、そのような食事で、正常に機能するようにはできていない。

精製された砂糖は、急速に吸収され、血液中に糖の洪水をひきおこす。それは膵臓、肝臓、副腎《ふくじん》などに大きな緊張を起こす。膵臓が反応過剰になって大量のインスリンを産出すれば、血糖値は異常に低く落ち込み、一連の不快な低血糖症状を起こす。

血糖調節器官の異常な反応あるいは機能低下は、次のような要因によっても起こりうる。情動的および身体的ストレス、アルコール、コーヒー、喫煙、栄養欠損、食べ過ぎ、薬物など。しかしまちがった食習慣、とくに精製炭水化物の過剰が、低血糖症発生に最も寄与する要因である。

図1　炭水化物（米、パン、砂糖）を食べたあとの血糖値の変化

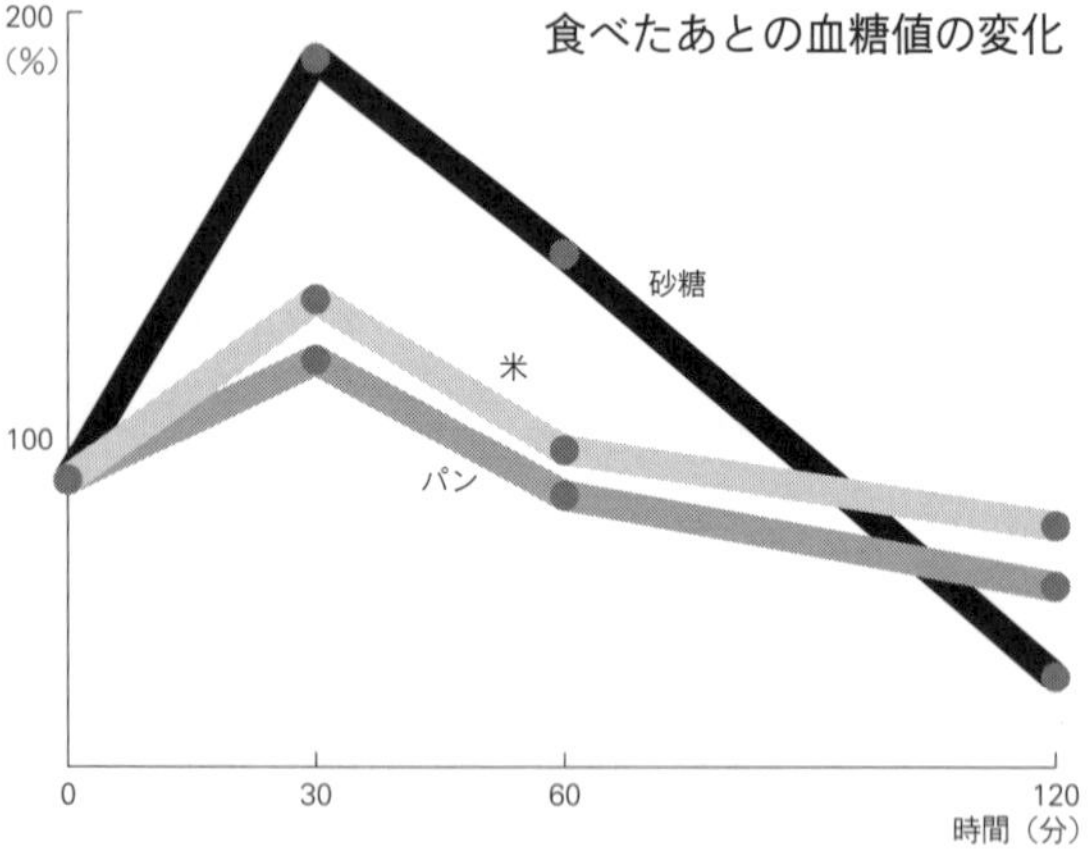

（菅原明子著「非行は食べ物が原因だった」講談社、1985年）

食べ物と血糖曲線

保健学者・菅原明子さんは、七名の学生を使って、血糖値の経過を見る実験を行なった。同カロリーのごはん、パン、砂糖をそれぞれ一週間ずつ食べてもらった。その結果、図1のように砂糖を食べた場合は、三十分後にいちじるしい高血糖を示し、二時間後には逆に、砂糖を食べる前の最低の血糖値をはるかに下まわる低血糖を示した。パンと米を比較すると、血糖値はパンのほうが少し早く下がっていく。この差は粉食と粒食の差で、粉食の場合は消化吸収がよく、腸内から

グルコースになって吸収される速度が、粒食の米より速いためである、ということである。

低血糖症の診断

膵臓腫瘍《すいぞうしゅよう》などによる低血糖症ではなくて、膵臓の機能の異常による低血糖症が、機能的低血糖症である。

診断のためには、糖負荷《ふか》試験（Glucose Tolerance Test, GTT）が必要である。機能的低血糖症の診断のためには、膵臓腫瘍など器質的原因による低血糖ではないことを確かめることと、五時間ないし六時間のGTTが必要である。

機能的低血糖症の診断に関する、ファイファーの記述を要約して紹介する。まず図2についてであるが、正常の場合、三十分から四十五分以内に血糖値が、一〇〇㎖中一五〇〜二二〇㎎のピークに順当に達し、一時間半ないし三時間で絶食時の値にもどる。糖尿病では、糖の値が高いままである。

低血糖症患者の典型的曲線は、最初の値よりも二〇㎎以上低下する。前糖尿病曲線は

図2　耐糖曲線

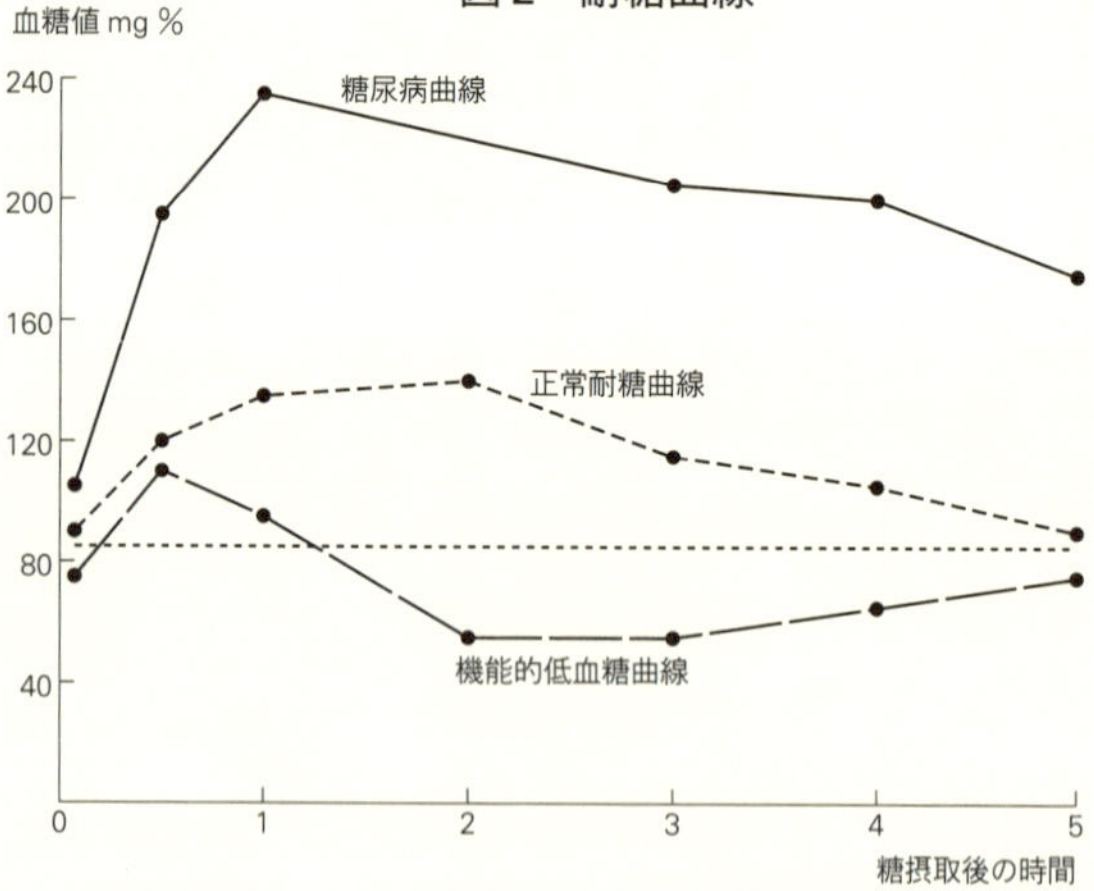

（ファイファー、1975）

図3　耐糖曲線

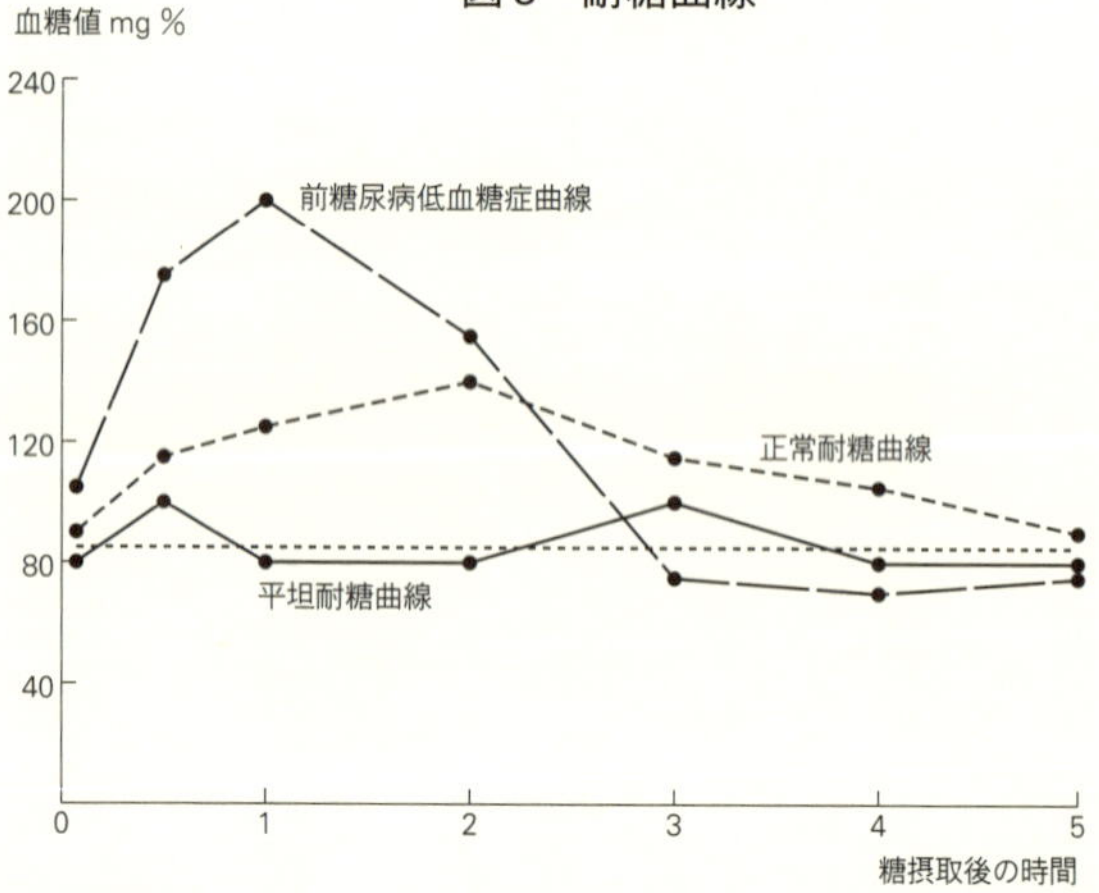

（ファイファー、1975）

非常に高くなっていき、三時間目から四時間目に六〇mg以上落ち込む。インスリンの分泌がおそく、大量分泌が起こるからである。平坦《へいたん》型曲線もやはり低血糖症を示す。なお重要なことは、この検査の間に発汗、知覚喪失、吐き気、震《ふる》えなどの典型的な症状が発生することである。

GTTの結果を読むにあたって、患者自身の絶食時の値が、ほかの読みを判断する基準である。もし順に続くどの値でも、絶食時から二〇mg以上低下すれば、機能的低血糖症と診断される。絶食時から一〇ないし二〇mgの低下は、境界線と考えられる。六〇mgより低いと、絶食時の値にかかわりなく、機能的低血糖症とみなす人もいる。

シャウスは、ロス・H・Mとセルツァー・Mの次の基準をあげている。

(1)どの時点の血糖であれ、絶食時よりも二〇mg以上下がること。

(2)どの時点であれ、五〇mg以下に低下し、症状をともなうこと。

低血糖症には、平坦曲線を示すものもある。最初の一時間の血糖が、絶食時の値から、五〇%まで上昇できないことを特徴としている。グラフにプロットすると、定時の値がだいたい平坦なので、平坦曲線と言われる（図3参照）。

栄養と犯罪の関係を研究しているシャウスは、この平坦曲線というタイプを示す犯罪者のほとんどは、更生するのが非常にむずかしいと述べている。

シャウスは、私宛《あて》の書簡の中で、次のことについて意見の一致をみていることは確かであると書いた。

GTTで低血糖症がはっきりしたといえるのは、⑴炭水化物経口投与の後、血糖が正常値よりも有意差をもって落ち込む、⑵その反応が症状を生み出す、⑶正常な血糖値への復帰によって、その症状が緩和《かんわ》されることである、と。

低血糖症と免疫力低下

安保徹著『体温免疫力』（ナツメ社）では、体温が下がると免疫力が下がると論じている。糖はいわば燃料であるので、低血糖症の患者は低体温の傾向になる。とすると低血糖症は免疫力低下をもたらす、という重大な関係が浮かび上がる。

体温に関する記述に注目してみよう。

「体温を維持するためのエネルギーは、全身をめぐっている血液がもたらしています。食事をすると、それが消化・分解されて肝臓に運ばれ、エネルギーに変換されます。また運動をすると筋肉でも熱がつくられます。これらの熱エネルギーは、血液によって全身の細胞に分配されるのです。」

その血流量などの体内調整は、自律神経系、内分泌《ないぶんぴつ》系、それに免疫系という三つの調整システムが互いに作用しあい、三位一体となって行なわれているという。

安保氏は「基礎体温の高い人は免疫力が高い」という見出しで、次のように述べている。

低体温が病気をつくるのは、低体温だと免疫力が低下するからである。

免疫力は、細菌やウイルス、体内でできた有害な物質などを処理して、体内をつねに生存に適した状態に保とうとする能力である。

私たちの体の免疫システムは、おおざっぱにいうと、顆粒球《かりゅうきゅう》とリンパ球で成りたっている。これらの免疫細胞が、もっとも効率よく働くために大切なのが、体温にほかならない。

ある女子学生から、「体が冷えてしかたがない。デジタル体温計で計ったら、三二度九分しかありませんでした」と相談されたことがある。どんな食事をしているかたずねたところ、「食事はいつも菓子パンとケーキとジュースです」という返事が返ってきたので驚いた。

この学生も、盛岡医療生協の診療所で、六時間の糖負荷《ふか》試験を受けたが、低血糖だった。

別の学生の小レポートに、次のような報告があった。

「私は昔から、周囲の人があきれるぐらい甘いものが好きである。最近は心がけて糖分はひかえている。私は冷え性で、夜布団に入っても、からだがなかなか温まらなくて、寝つけなかったり、夜中に寒いと目が覚めて、あまりのからだの冷えに眠れなくなる時がよくある」

このように見てくると、低血糖→低体温→免疫力低下という関連の重大性が、明確になるように思われる。

第三章

低血糖症の人びと

1　不登校と低血糖症

家庭訪問した教師が見たもの

教員資格認定講習における教師たちのレポートに、食を含めた生活が乱れている不登校生徒のことが、次々に書かれていた。

「山の小さな学校にいた頃、登校拒否の生徒の家を何回も訪問し、逃げられたり、鍵をかけられたりしたが、やがて部屋に入ることができるようになった。部屋にはテレビ、ステレオ、カセット、電話などがあり、恵まれすぎた部屋だった。隅には清涼飲料の瓶や、タバコのすいがらがいっぱいあった。昼近くに訪問すると、インスタントラーメンをつくっていた。」

「中一男子。両親は通年出稼ぎで、祖母と二人ぐらし。担任が迎えにいくと、しぶしぶ来たりすることもあるが、頭が痛いとか、さまざまな理由をつけて休んだ。家庭訪問し、本人の部屋をみたら、寝具はしきっぱなし。マンガ本を何冊も四方に放りだし、枕もとには灰皿と清涼飲料の空き瓶が三~四本転がっていた。腹が減ったら適当に起き、インスタントラーメンを食べるというパターンの、生活を繰り返していた。」

「中三男子。一年では毎日のように遅刻。二年では来たり来なかったり。二年の時に親が離婚、母子家庭になる。母が夜の仕事について、食事が不規則になり、夕食は母が出た後、午後一〇時頃だったという。それも食べたり食べなかったりで、しかもすべてインスタント食品とラーメン。それに清涼飲料は毎日二リットルは欠かさなかった。さらに甘いもの、ケーキやチョコレートがあれば、食事はとらなかったという。」

これらの例に共通している食生活が、インスタントラーメンと清涼飲料である。このような食生活が続けば、毎日登校できるほうが不思議である。

しかし不登校の背後の食生活の崩壊にも、関心をもつ医学者、教育関係者などは見当たらなかった。

昼に起床、午後はケーキづくり

ある夫妻が、隣県から高二の娘さんの不登校の相談に来られた。公立高校に入学したが不登校のため、遠方の私学の高校に入ったという。しかしまたもや同じ状態に陥《おちい》り、自宅で休んでいる。朝起きられず、昼頃ようやく起きて、食べるのはごはん二口か三口、午後は何か仕事をしたほうがよいというので、ケーキづくり、夕食はごはん三口くらいしか食べない。

転入した私立高校は全寮制で、寮生活になった。部屋では就寝前に菓子を食べるし、昼食後も、アイスや板チョコを食べるというつきあいを余儀なくされた。病院に連れて行って検査を受けても、「異常なし、家で休むのがよい」と言われている。

図4　正常血糖曲線の範囲（薄黒い部分）と
ある登校拒否中の高校生（女子）の血糖曲線

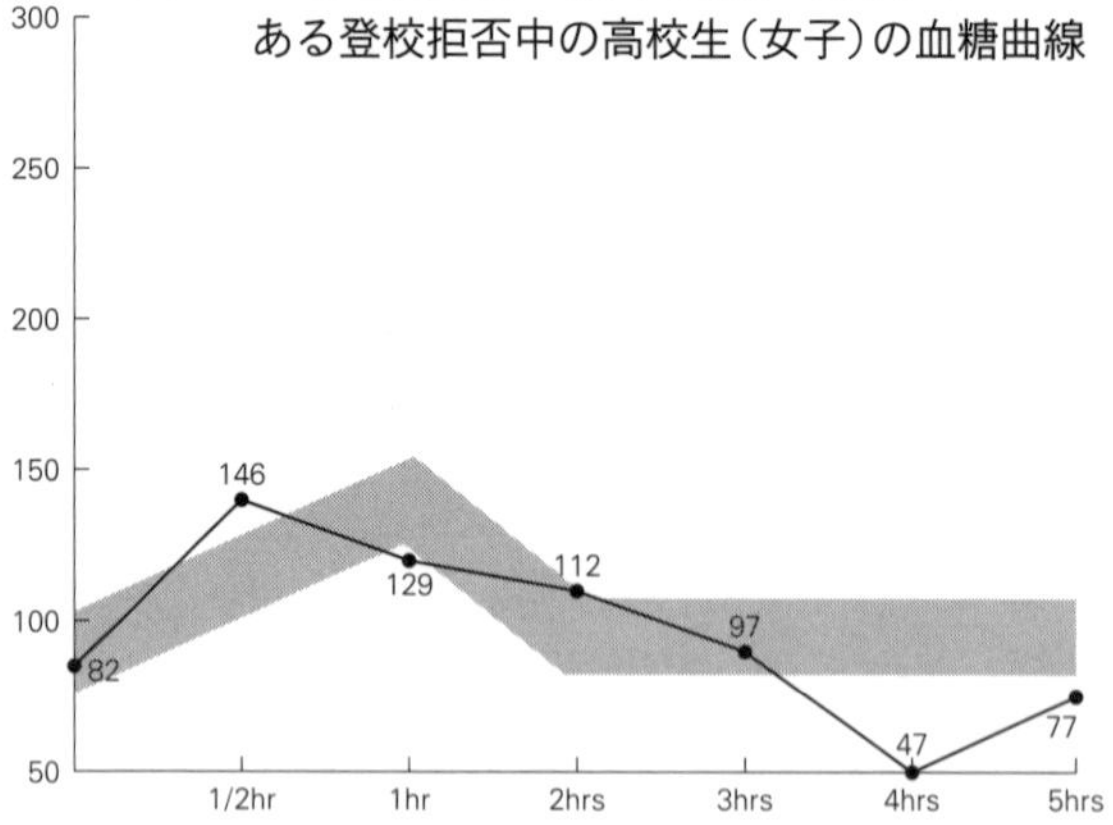

（サンダース＆ロス）

本人は、体が冷えて眠れない、悪夢をみる、ネオンが輝いているのを見るとぞっとするという神経過敏、それに頭痛などの症状を訴えるという。

私は低血糖症を疑ったので、糖負荷《ふか》試験を勧めたところ、盛岡医療仁王診療所・坂正毅医師による、六時間の試験を受けた。その結果の血糖曲線が、図4の通りで、最低値が四時間目の四七mg／dℓ、しかも絶食時の値から三五も低下している。まさに低血糖症に値する曲線だった。

医学者も血糖の異常を見つけた

一九九五年、熊本での講演の際、熊本大学医学部の小児発達学教室の研究者たちが、不登校の子どもたちに検査をして、血糖値の異常を確かめていることを知った。その結果はすでに、本にのせられていた。三池輝久・友田明美著『学校過労死——不登校状態の子供の身体には何が起こっているか』（診断と治療社）である。

七五g経口糖負荷試験の血糖曲線の説明として、「不登校状態では、動きが極めて不整で、二峰性やジグザグな動きを示す。時には二時間後にむしろ低血糖を示すものもあり、食後の不快感や低血糖発作を説明できるものである」と、低血糖発作にも言及している。

またインスリン値の図について、「インスリンは著しい高値を示すことが多く、血糖コントロールに大量のインスリンを必要とする状況が起こっている。なぜこのような大量のインスリンが放出され、その刺激はどこから発せられるのかはわかっていない。このような異常反応は、おそらく視床下部の血糖センサーが混乱しており、適切な司令が出せなくなっているためと考えられる」と述べている。

ついに医学者が、不登校児の血糖曲線の異常、それにインスリンの過剰分泌を確認したのであるが、なぜインスリンが過剰分泌されるのか、食生活との関係については問題にしていない。しかし、これらのデータは重要な意味を含んでいる。

不登校状態における臨床症状

前記の『学校過労死』には、「不登校状態における臨床症状」があげられている。これを読むと、まさに低血糖症状である。

各項目を引用させていただく。


ⓐ手のひらに汗をかく、動悸《どうき》がする、息苦しい、などの症状を感じたことがある。

ⓑ頭痛、腹痛、微熱、頻尿《ひんにょう》、食欲低下、吐き気、下痢ないし便秘の繰り返しなどがみられる。

ⓒ原因不明の筋力低下、筋肉痛、関節痛、頸《くび》の痛み。

ⓓ羞明《しゅうめい》（まぶしい〈大沢注〉）、視力低下、聴力低下、めまい、耳鳴り。

ⓔ睡眠障害（過眠、不眠、なかなか寝付けない、昼夜逆転）。

ⓕ何もやる気がしない、意欲の低下。

ⓖ集中力低下、記銘力低下、記憶力低下、成績低下。

ⓗ健忘《けんぼう》、興奮、混迷、不安、焦燥感、思考力の低下が出現し、考えがまったくまとまらず、周囲に「怠け」と責められて、何をすればよいのかもわからなくなる。

ⓘうつ状態、人に会うことを回避するようになる。

ⓙ高度の疲労感が加わる。

　この本では、血糖値の異常などについて、学校ストレスを問題にする、という結論になっている。やはり、食原性の低血糖症が、医学界で問題にされていないからであろう。しかし、血糖値の異常を見つけたのだから、食にも迫っていくべきであろう。

ストレスと低血糖症

　ストレスは、低血糖症の一因になりうる。とくに心理的ストレスは、脳細胞に通常よりも多く、ブドウ糖を消費させているはずである。そして低血糖症は、その患者をして、ストレスに耐え難くする。食生活が崩《くず》れれば、それに拍車をかけるという悪循環が起こるだろう。

ストレスについて、米国の精神医学者マイケル・レッサーは次のように述べている。「私たちはストレス刺激の下では、ものすごい速さで栄養素を燃焼させる。正常な人間のエネルギー・システムは、ストレスの刺激に挑戦する。神経症患者のエネルギー・システムは、ストレスの下でがたがたになっている」と。

レッサーは、九十七人の神経症患者のうち八十九人、つまり九二％が糖負荷《ふか》試験の間、不安、疲労、抑うつなどがあり、低血糖だったと報告した。

フレデリックス『新・低血糖とあなた』には、「低血糖が〝神経症〟を起こし、神経症が低血糖を起こす」という章がある。心理的ストレスは、脳細胞が無駄にブドウ糖を消耗することになろう。それによってますます低血糖になっていき、神経過敏になるから、心理的ストレスがますます増大する。こういう悪循環にとらわれてしまうのである。

ある生化学者からの手紙――菓子を一掃した

ある大学で生化学の研究に携《たずさ》わっている方から、次のような手紙をいただいた。

「低血糖と登校拒否に興味をもったのは、子どもが登校拒否の初期症状を示し、その対策をいろいろ考えてからです。図書館で、参考になる本はないかと探しましたが、ほとんどが原因を心理的要因に求めている中で、飯野節夫著『登校拒否の克服法』が、食事の重要性、とくに砂糖の問題点を指摘しているのを知りました。砂糖の重要性については半信半疑でしたが、当時の我が子の食生活をふりかえると、砂糖漬けに近い状態でしたし、効果がなくても害があるわけでもないし、良いということはとにかく試してみようということで、家族の理解をえて、家の中から菓子を一掃し、食事もできるだけ砂糖を少なくするようにしました。おやつには果物、いも、甘くないパンなどを用意しました。

このような対策を始めて一週間ぐらいから、子どもの様子に変化が現れ、一ヵ月後にはなんとか自分で学校に行けるようになりました。」

不登校の背後に低血糖症が起こっている子どもがいるのではないか、という見方を裏づける貴重な報告である。

2　学生・教師のレポートから

乱れた食生活と心身の症状の報告

大学の講義や教員の講習の際、提出されたレポートに、現代はいかに食生活が乱れているか、そして人間の心身の健康にきわめて重大な影響をおよぼしているか、ひしひしと感じさせるものが多かった。

この人たちは、それを自覚したのであるが、世の中には、自覚しないまま乱れた食生活のために落ち込んでいる人たちが、何百万もいるだろうと思うと、ぞっとする。これらのレポートから学ぶことは大きい。

頭が重く、だるかった

「私は、自分の生活が健康的でないとわかっていながら、どう改善したらよいものか、全くわかっていませんでした。

おなかがすけば、パンやお菓子を買ってきて食べたり、のどがかわけば缶ジュースというのがあたりまえでした。そういう日がつづくと、何ごとにもやる気が出ず、朝は起きられなくて、学校をまる一日サボる日が続きました。

朝は頭が重く、だるい状態でした。入院する直前は、どんなに疲れていても、寝る時間がどんなに遅くも、必ず朝五時半頃に目が覚めるのが不思議でした。膀胱炎《ぼうこうえん》による発熱から、三日で腎盂炎《じんうえん》に進み、その日に入院してしまいました。かぜと思っていたので、とてもショックでした。

乱れた食生活と不規則な生活が主な原因でした。一人暮らしをするようになって、半年たった頃から、ケガや打ち身が何週間も治らなかったり、急に立ち上がるとめまいが数秒間、何も見えなくなったり、体が少しずつおかしくなっているのは、わかっているつもりでした。

入院はよい機会でした。また最後の授業でわたされた資料で、低血糖のしくみが、もう一度よく理解できました。それからは空腹時には、甘いものは全くとらないようにしています。」

ごはん代わりにケーキだった

「講義で、とても驚いたことは食べ物と行動のことだった。とくに糖分のとりすぎは、私にとっても耳の痛い問題だった。喉《のど》がかわけば、清涼飲料をがぶがぶ飲んでいた。そしてチョコレート、ケーキや菓子パンなど甘いものが大好きで、いつも食べてばかりいた。主食のごはんよりはケーキを食べるという食生活をしていた。どうしても食べなくてはいられなかったのである。

ところが講義を受けてびっくりしてしまった。糖分のとりすぎからくる症状が、まさに私と同じだったからである。

私は、立っているとすぐ座りたくなったし、朝からあくびばかりしていた。自分でもびっくりするほど、集中力がなかった。食べても食べても甘いものが食べたくなることもわかった。」

米の食事にして驚いた

「目が覚めてから何事にもいらいらする一日があるかと思えば、誰にも会わずに一日中ボッーとしていたい日もある。このままではいよいよマズイ！

ある日、ひょんなことから、自分の症状に合点のいく論文を目にした。『食事の不規則による精神的欠如』であった。その論文の指摘する通り、なるほど私の食事といえば、朝食はとらず、昼食はパンとジュース、それにスナック、夕食といえば外食で、スパゲッティなどだった。

私はわらにもすがる思いで、この論文の指導することを実践してみた。朝、まずコップ一杯の水を飲む。低血圧の頭の中がスッキリしたところで、米の食事をとる。昼は大学の食堂で定食をとる。間食は極力食べず、夕食も定刻に自炊することにした。必ず米を主体にするという原則で、食事をとった。

なんと驚いたことか、人間、腹が満たされれば心も満たされるとは、実に単純なものだと、今さらながら実感できた。」

カバンの中は炭酸飲料

「私の中学校は、たいへん荒れた学校だったみたいです。生徒数がたいへん多く、学年に十二クラスから十四クラスまでありました。

授業中うるさく、途中でぬけていく人もいます。もちろん授業中にタバコを吸っている人もいましたし、お菓子食べているのなんか普通でした。私も食べましたが、それが普通の状態だったのです。

すごかったのは、生徒と先生のケンカでした。ケンカというよりは、対教師暴力だったと思います。女の先生でしたが、教室のうしろのロッカーまで、はねとばされてしまったのです。教室中メチャクチャになって、授業はいつもの通り中断。
ある時は、男の子たちが消火器をふりまわして、教室中真っ白。一日中その掃除で終わってしまいました。毎日何かがありました。そういう問題を起こす男の子たちは、たしかに炭酸飲料をいっぱい飲んでいました。カバンの中に、教科書の代わりに、一リットルの二種類のコーラのペットボトルを入れてきては、CMのまねをして、飲みくらべていたものでした。」

このように荒れた学校のすさまじい光景が述べられている。

祖母が医療で低血糖症に

「私の祖母は、今年で七十歳になる。近所の同年代のおばあちゃんたちと見くらべると、はるかにふけていいて、様子もちがうようである。私の大好きな祖母は、ここ数年でめっきり変わってしまった。

もともと病気がちであまり体が丈夫でなかった祖母は、よく病院通いをしていた。そして、その個人病院の医師から勧められて、ドリンク剤を飲むようになった。薬局でも販売しているし、テレビのCMでは野球選手も飲んでいる。家族もみんなそれが体によいものだと思い込んで、どんどん祖母に飲ませた。初めは一日一本だったのが、すぐに朝と夕の一日二本になった。そのうち祖母は不眠に悩まされるようになって、そのドリンク剤を寝る前に飲まなくては眠れない、とまで言い出し、まるで睡眠薬みたいになってしまった。私たち家族は、度が過ぎると思いながらも、医者が勧めたのだからと、誰も止めなかった。」

このドリンク剤の容器には、「炭酸飲料…原材料名　糖質（砂糖、ぶどう糖、果糖、液糖）、ハチミツ、香料、ビタミンC、クエン酸、カフェイン、ナイアシンアミド、ビタミンB_6、

B_{12}、ビタミンP、イソロイシン、トレオーン、フェニルアラニン、グルタミン酸ナトリウム」とある。糖が主成分といいたくなる。

この学生の話によると、朝一本、夕一本、寝る前に一本、そして眠れないからまた一本と、四本にまでなったという。さらに別のドリンク剤を加えたこともあるという。報告はまだ続く。

「そのような毎日を続けているうちに、祖母は、足腰がめっきり弱くなって、腰も曲がりだした。そうなると、外に出て農作業もできないので、家の中でテレビのワイドショーを見ながら、父が子どもたちのために買ってきたお菓子をあさっては、ボリボリ食べていた。

父が、祖母に食べられないように菓子を隠すと、まるで麻薬が切れたようにヒステリーになり、怒鳴り散らすという始末で、菓子中毒にでもなったかと思われるほどだった。

それからしばらくすると、頭痛や吐き気を催《もよお》し、毎日病院のお世話になる。そこの病院では風邪だろうと言われ、いつも注射をうたれて帰ってきた。
また悪夢をみたといっては、霊がとりついているだの、呪《のろ》われるだのと言って、〝神様〟と言われている人の所へ通った。」

甘いものへの渇望、ヒステリックになる、頭痛、吐き気、悪夢をみる、これらもみな低血糖症状でありうる。低血糖で甘いものを欲する、そしてまた大量にとる、高血糖になる、インスリンが過剰分泌《ぶんぴつ》で、またもや低血糖、という悪循環の繰り返しとなろう。しかし医師は、そのようなプロセスは知らない。風邪とみて注射。しかしこれだけではすまなかった。

低体温、低血圧で糖分を勧められた

「肉体的にも精神的にも弱ってしまった祖母を、私たち家族は、きっと何か重い病気にかかっているにちがいないと思い、わざわざ大きな病院にまで行き、精密検査を受けた。しかし結果は異常なし。頭痛や吐き気は原因不明。そしてひどい低体温に低血圧なので、糖分をとるように言われて帰ってきた。

低血糖について専門的な知識も理解もない私たちは、糖分イコール砂糖と考え、砂糖のたくさん入った甘いお菓子を与えた。家族はただ医者の言われた通りにしていたのに、祖母は突然たおれた。脳梗塞《こうそく》であった。幸い大事に至らなかったものの、手足のしびれや言語障害など多くの後遺症が残った。」

「精密検査」といっても、五時間や六時間の糖負荷《ふか》試験はやらないのがふつうである。低血糖症を疑う医師はほとんどいないだろう。検査結果は〝異常なし〟でも、頭痛や吐き気がなぜ起こるか。低血糖症の知識がないから、〝原因不明〟ということになる。ひどい低体温、低血圧については、低血糖が起こすことを知っていたのであろう。しかし、決定的に重要なこと、すなわち砂糖とりすぎが低血糖を起こすことは知らないから、糖分をとらせるように指導する。家族は、前は菓子を隠すことさえやったのに、医師の指導ということで、砂糖の多いお菓子をたくさん与えた。〝糖分〟という語はあいまいである。医師がどんな食べものを意味していたのかわからないが、家族には砂糖が多い菓子などが頭に浮かぶのは当然であろう。

このケースも、医原性疾患と見てよいだろう。

学生の報告はまだ続く。

「医者の診断によれば、心理的な原因、つまり心労によるものだということであった。」

この医師には、砂糖とりすぎのことなど、まったく念頭にないようである。学生の話では、祖母の悪夢のことなどを話したため、〝心理的な原因〟と考えたのだろうということである。医学における「心因性」という概念が、医師にとって理解不能のことを概括し、患者や家族に伝えるのに役立つようである。心因性とみなすと、ますます食事・栄養という観点からは遠ざかる。むしろ無関係という認識が強まってしまうのではないか。

３　ＡＤＨＤと低血糖症

ＡＤＨＤ児を助ける10のステップ

ＡＤＨＤとは、注意欠陥多動性障害のことである。

ブロック著『ノーモアＡＤＨＤ』は、「薬なしで子どもの注意・行動の改善を助ける10のステップ」を提唱している。

①医療システムを理解する、②学校というシステムについて自分で学ぶ、③砂糖を投げ出す、④ビタミンＡ、Ｂ、Ｃ……をとる、⑤アレルギーを克服する、⑥腸を治す、⑦

学び方を学ぶ、⑧ＯＭＴ（整骨療法）で頭をすっきりさせる、⑨子どものために立ち上がる、⑩ほかの潜在的原因を考える。

これらのうち、食事・栄養に関するステップを、要約して紹介させていただく。

砂糖を投げ出す

このステップは、本書ですでに述べた低血糖症を理解することが、まず基本である。

行動問題のある子どもたちに、〝ジキルとハイド〟という語が、よく使われてきた。機嫌よく、まともで穏やかだった彼らが、一分後には怪物に変身してしまう。犯人は、低血糖の時に過剰分泌される、アドレナリンである。

教室で座っていても、注意を払おうとしていても、アドレナリンが放出されると、深刻な影響を与えてしまう。眼の瞳孔《どうこう》は拡張し、心拍数は増加し、その子は静かに座っていることはできなくなる。

低血糖の原因の第一は、砂糖摂取である。第二は、食べるのが不十分で、食べたとしても、タンパク質が不足していることである。

エール大学の研究者は、大人と子どもに体重の比率で、同じ量の砂糖をとらせた。血糖値と血中アドレナリン値が、三十分ごとに五時間測定された。子どもたちのアドレナリン値は、砂糖を摂取して五時間後に、正常の十倍も高くなった。この研究での子どもたちの全部に、アドレナリン増加が生じたが、大人では一人だけだった。

砂糖が大人よりも子どもに、より強く影響するように思われる。

糖尿病の子ども

著者のブロックは臨床活動で、前糖尿病あるいは糖尿病の子どもに、会ったことがある。親たちは、その子がADHDなのでリタリンをのませなければならないと、言われていた。

その子どもたちは、糖尿病なので、血糖値が一分で高くなったかと思うと、次の一分で低くなってしまう。こうした変化が、その子の注意と行動の問題をひき起こしたのである。

ある子どもの行動は、たいへんひどかったので、主治医は、精神病院に入れることを勧めた。その子どもに必要だったのは、適切な食事とインスリン調節で、血糖をコントロールすることだった。

ビタミンをとる

ブロックは、ＡＤＨＤは、ほんとうはA Demand for Healthy Diet、すなわち「健康な食事の要求」であると言う。

多くの子どもたちの食事は、ひどいものだという。

ある人たちは、ガイドとして五つの食品群をあげる。食品産業などに影響されたものかもしれない。乳業界は、市場を拡大するために、膨大な仕事をしてきた。子どもがミルクを飲まないと心配する親たちの話を聞くことはまれではない。

人間は他の動物からの乳を飲む必要はない。立派なカルシウム源になる、ほかの食品はたくさんある。

食事では不十分

ほとんどの食品に、砂糖と添加物が加えられている。動物には抗生物質、ホルモンなどが与えられ、果物や野菜には殺虫剤が散布される。

食物に含まれている毒を処理するために、体は余分に働かなければならない。体内に入る毒を解毒《げどく》する肝臓は、栄養素の助けをかりなければならない。生化学的プロセスを作動させるには、ビタミンとミネラルが用いられる。栄養素の適正な補給なしには、体は適正に機能することはできない。

ＡＤＨＤと診断された多くの子どもたちは、食事による化学物質と環境汚染に対して、過敏な反応をよく示すものである。必要な栄養素の多くが、欠乏しているのかもしれない。

そこで勧めるのが、有機や自然の食物を食べ、栄養サプリメントをとることである。

有効だった栄養素

ブロックは、自分の患者に有効だった栄養素のリストをあげている。

◎ビタミンB_6：『生物精神医学』（一九七九）に発表された研究で、多動児にリタリンより有効であることがわかった。

◎チアミン（ビタミンB_1）：『アメリカ臨床栄養誌』（一九八〇）によれば、チアミン欠乏が治療された時、行動が改善した。

◎カルシウム：欠乏児へのカルシウムの補給が、多動を改善する（『学習障害誌』一九七五）。

◎マグネシウム：子どものマグネシウム欠乏は、極度にそわそわする、不安で落ち着かない、精神運動不安定、学習困難を特徴とする。IQは正常であっても（『健康と疾患におけるマグネシウム』シーリングほか、一九八〇）。

マグネシウム欠乏の治療を受けた十代のある患者は、劇的に穏やかになり、学業に集中できるようになった。マグネシウムは、緑葉野菜やカシューナッツ、アーモンドなどナッツ類に含まれているが、ほとんどの子どもたちの食卓にはのらない。
◎ビタミンC：ビタミンCの摂取を五〇％増やしたら、ＩＱのスコアが三・六上がったという報告がある。
◎ナイアシン（ビタミンB_3）：多動、学業不振、知覚の変化、社会的関係をつくれないなどの症状に、有効であることがわかった。
◎ピリドキシン（ビタミンB_6）、葉酸、チアミン、ナイアシン、それにビタミンCは、子どもたちに低いことが多い栄養素であるが、サプリメントでかなり改善される。
◎ビタミンＡ、Ｅ、B_{12}、パントテン酸、リボフラビンなどのビタミンや、ミネラルの欠乏も、行動問題とリンクしていた。
◎亜鉛：欠乏している子どもは、いらいらし、涙もろく、不機嫌であることがわかった。ある研究は、ＡＤＨＤと診断された子どもの亜鉛値が、正常統制群とくらべて低いことを示した。

ホッファーの多動児治療法

カナダの精神医学者エイブラム・ホッファーは、著書『児童のための自然な栄養――ホッファー博士のＡＢＣ』（一九九九）で、行動障害の子どもに、どんな栄養療法を行なってきたか説明している。

ホッファーの経歴には、学習障害、行動障害、機能障害をもった子どもたち、千五百人の治療が含まれている。そうした子どもたちの多くについて、ケーススタディを行なった。ただし面接をしたのは、ホッファーの息子のジョン・ホッファーである。

一例として、多動児のジョンのケースを紹介する。

一九六六年生まれで、最初の面接は七三年。ジョンは母親と入室したその時から多動だった。多動が始まったのが生後六カ月からで、それから後は眠りが非常に少なく、注意を向けられるのをひどく求めた。

両親の間はうまくいかず、別れた。彼は学校でも多動で、学業成績は非常によかったが、他の子どもたちとはつきあえなかった。家庭では、夜中にうなされたり、お化けや怪物が追ってくるのを見たりして、部屋からとび出したりした。

彼にはリタリンが、一日当たり三〇mg与えられていて、これで少しは落ち着かせることができた。ホッファーは一日三回、毎食後にビタミンB_3（ナイアシンアミド）一g、B_6（ピリドキシン）二五〇mgを二回、朝食後と夕食後に与え始めた。そして砂糖なしの食事にした。

一カ月後、彼はよくなってきた。彼は錠剤をのむのをいやがったので、ナイアシンアミドの含有量は少なかったが、粉末のミックスを与えた。

さらに一カ月後、夜中にうなされることはなくなった。ビタミンをとっているのを知らない教師から、次のような報告があった。

「ジョンは今年になってから、全部の教科ですばらしく進歩しました。よく勉強する習慣がついてきたし、いつも精一杯の努力をします……」

家庭状況も改善した。母親がある男性といっしょになったが、彼はジョンに同情したし、好いていた。母親はリタリンを、一日当たり二〇mgまで減らした。

その年七月、ホッファーはまた面接した。まだ落ち着きはなかったが、夜驚《やきょう》は少なくなり、家族とうまくいっているし、友達もつくった。九月末までにリタリンは、一日一〇mgに減らされた。

やがて夜驚はすっかり消え、学校での生活もよくなった。母親はなおリタリンを、月に二、三回、一〇mg与えた。

薬と栄養の効果の比較

バーナード・リムランド博士は、百九十一人のＡＤＤ（注意欠陥障害）児への栄養素アプローチの効果を研究した。

ハンフレイ・オズモンド博士はこれを、いろいろな薬について報告されている結果と比較することにした。薬ごとに、よくなった人数を悪くなった人数で割って、相対的効果率を出した。前者が二倍ならば、その率は二である。リタリンの場合はそれが〇・八一だった。薬全部では、一・〇〇だった。ビタミンの場合は一八・一四だった。歴然とした差である。

第四章

低血糖症と統合失調症

1　低血糖症とカテコラミン

カテコラミンとは

カテコラミンとは、三つのモノアミン（ドーパミン、ノルアドレナリン、アドレナリン）の総称である。副腎髄質《ふくじんずいしつ》や交感神経、脳細胞から分泌《ぶんぴつ》される。交感神経や副腎髄質から分泌されるカテコラミンは、このうちのアドレナリンとノルアドレナリンである。

これらは動悸《どうき》や血圧上昇、発汗、血糖上昇、覚醒《かくせい》、血液凝固系の亢進《こうしん》などの変化をもたらす。

心臓や脳、筋肉への酸素やエネルギー供給を増加させたり、けがをした場合に出血を最小限にとどめるために適した変化である。これは敵や獲物に出会った瞬間に、すばやく戦う（あるいは逃げる）態勢をとるために備わっている急性の反応である。そのためカテコラミンは、闘争ホルモンとも呼ばれている。

低血糖時に分泌されるカテコラミン

長年にわたって先駆的に低血糖症の診療を行なってきた、千葉市のマリヤクリニックの院長、柏崎良子医師の著書、『低血糖症と精神疾患治療の手引』（イーグレープ）には、カテコラミン（同書では「カテコーラミン」）によってもたらされる精神への影響が、くわしく、そしてわかりやすく説明されている。

要点を紹介させていただく。

カテコラミンは、主に副腎髄質でつくられる。低血糖時には、低血糖症による障害を是正しようとして、六〜七種類のホルモンが分泌されるが、その中で最初に分泌されるのがカテコラミンで、このホルモンが過剰に分泌されると、さまざまな精神的・身体的症状を起こす。

●精神的症状

①攻撃的行動

アドレナリンは怒り、敵意、暴力といった攻撃的な感情を刺激する。

一点を凝視する表情となったり、目が据《す》わったたような表情となったりする。

②うつ的症状

ノルアドレナリンは、恐怖感、自殺観念、強迫観念、不安感といった否定的な感情を刺激する。ノルアドレナリンが急激に分泌されると、大脳からの抑制がきかない状態になり、いわゆる「キレる」症状となる。「パニック」障害は、大脳の青斑《せいはん》核《かく》からノルアドレナリンの分泌《ぶんぴつ》過剰が起こり発症するが、低血糖症でもノルアドレナリンの分泌過剰で、似たような症状を起こす。

③性格の異常化

自分は怒りっぽい性格だ、落ち込みやすい性格だと認めていた人が、やがて柔和な性格になることもある。

④感情の抑制ができない

家族に対して暴力を振るったり、奇声をあげたりなどする。

⑤判断の統合ができない

⑥引きこもり

⑦自律神経失調症

⑧完璧《かんぺき》主義になる

⑨健康の認識基準が低い

⑩自責の念が強い

⑪過度に目的志向型になる

⑫幻聴幻覚の症状

⑬不眠と悪夢

⑭「キレて」止まらない症状
⑮ストレスへの対応
⑯感情表現の欠如

●身体的症状

①血管収縮による症状
　頭がしめつけられる、手足が冷える
②動悸《どうき》、手足の震《ふる》え、発汗（時に冷や汗）など
③不安定な呼吸
④体温の上昇
⑤慢性疲労と思考力低下
⑥朝起きられない
⑦湿疹《しっしん》やアレルギー、関節炎
⑧食後の眠たさ

⑨めまいやふらつき、物忘れ
⑩眼のかすみ
⑪甘いものが無性に食べたくなる
⑫胃腸の弱さ
⑬口臭
⑭偏頭痛
⑮筋肉痛
⑯肥満
⑰ため息や生あくび
⑱眼球の痛み

これらの症状がいくつもあり、食生活が思い当たれば、まずその食事を改善することである。

主食である穀物、とくに米を食べているか。精白米であれば、胚芽《はいが》米、発芽玄米、玄米など、未精白米に代えてみる。菓子・ジュースなどで、砂糖やブドウ糖・果糖・液糖などをとりすぎていないか。コーヒーを飲み過ぎていないか。まず自らの食生活をふりかえってみることである。

犬の七割が飼い主の低血糖に反応

インターネットに、この見出しでの興味深い情報があった。二〇〇二年九月六日のnikkei BP net ニュースである。

インスリン治療中の糖尿病患者を対象とした調査で、飼い主が低血糖発作を起こした時、そばにいた犬の七割が普段とは違う行動を示したことがわかった。低血糖時の汗には、ごく微量のカテコラミンが含まれており、そのにおいを犬がかぎ分けるのではないかという。

オーストラリアの糖尿病専門医、アラン・E・ストックス氏の研究である。

受診患者のうち、犬を飼っていたのが三百四人、その四割弱の人が、低血糖発作を起こした時に、犬がそばにいたことがあり、うち六七・九％が、「犬が普段とは違う行動を起こした」と回答した。

犬が起こした行動で最も多かったのが、服のすそを引っ張る、他の家族を患者のところにつれてくるなどの「注意をひこうとする行動」、鼻をすりつける、なめる、うろうろする、吠《ほ》えるなども多かった。家の中での飼い主が低血糖発作を起こしたのを、家の外の犬が吠えて知らせた事例もあることから、嗅覚《きゅうかく》の鋭敏な犬は、汗のにおいを手がかりにしているのではと、ストックス氏は考えた。

そこで氏は、低血糖時の汗のサンプルを採取、研究機関に分析してもらったところ、カテコラミン、すなわちアドレナリン、ドーパミン、ノルアドレナリンが含まれていることがわかった。ごく微量だが、「犬にとってこのにおいは、おそらく〝恐怖のにおい〟で、それに反応するのだろう」と氏は考察したという。

2　ホッファーのアドレノクロム―アドレノルチン説

幻覚物質アドレノクロム

一九五一年、カナダのレジャイナ総合病院の精神医学研修医だったエイブラム・ホッファーは、英国から来た精神医学者ハンフレイ・オズモンドに出会った。オズモンドは、スマイシーズとともに、統合失調症は毒性化合物の〝M〟物質による、という仮説を立てていた。

彼らは、統合失調症研究のために、メスカリンに注目していた。メスカリンは、サボテンの一種のウバタマなどに含まれるアルカロイドで、幻覚作用がある。

彼らは、メスカリンで誘発された健常人の心理的体験と、統合失調症患者の経験を比較した。感覚障害、運動障害、行動障害、思考障害、理解障害、幻覚、分離、離人化、気分障害が、非常に似ていた。

ホッファーは、オズモンドらの仮説に注目し、メスカリンのような経験を起こす物質を探し求めたが、酸化したピンクのアドレナリンが、人によっては幻覚誘発物質になることを観察していた。

ホッファーは、一九五二年のサスカチェワン統合失調症研究委員会で、ハチェオン教授から、アドレノクロムは、アドレナリンの酸化によって生成されることを聞いた。

ホッファーとオズモンドは、このアドレノクロムを自分でのむという人体実験を行ない、交互に漸次《ぜんじ》量をふやしていった。オズモンドの番になった時、のんで十分後に、幻覚が始まった。

ホッファーは、アドレノクロムはさらに、次の二つの合成物に変化することにも注目した。一つは無害のジヒドロキシインドール、もうひとつは毒性のあるアドレノルチンである。

ホッファーの新しい著書『統合失調症をいやす』（二〇〇四）では、「アドレノクロム―アドレノルチン仮説」という語を使っている。

アドレノクロム―アドレノルチン仮説

ホッファーの説くところを要約してみよう。

アドレナリンは、少量でも情動に影響する。不安を感じさせるという十分な証拠があるし、うつにも役割をはたすかもしれない。

しかしこの有益なホルモンは、アドレノクロムという、非常に毒性の高い可変的なホルモンに変換する。アドレノクロムは、体内でもつくられるという、直接間接のしっかりした証拠がある。

アドレノクロムは、試験管内でも体内でも、二つの新しい化合物に変化することができる。無害のジヒドロキシインドールと、毒性のあるアドレノルチンである。

アドレナリンⒶ→アドレノクロムⒷ→ジヒドロキシインドールⒸ
　　　　　　　　　　　　　　　→アドレノルチンⒹ

これらの変化の正常な経路は、ⒶからⒷへ、そしてⒸへである。

統合失調症では、その経路はⒶからⒷへ、そしてⒹへとなる。アドレノルチンは、脳内の正常な化学反応を妨害し、統合失調症のプロセスが進行する。

もしこの理論が正しければ、次のことが予期できる。

(1)アドレノクロムとアドレノルチンは、動物と人間に注射されれば、統合失調症の本質的特徴の一部を再生するだろう。

(2)アドレノクロムとアドレノルチン、あるいはそれらの生成物が体内に存在している、統合失調症の人の場合、それらの濃度が大であろう。

(3)アドレノルチンあるいはアドレノクロムの形成を減少させる、あるいは形成されても体からそれらをすっかり除く、あるいはそれらの影響に対抗するどんなメカニズムも、統合失調症を治すだろう。

この仮説を支持する証拠

前記の三点について、ホッファーは、実にたくさんの証拠を提出している。そのうち(3)の治療について、やはり要点をあげておこう。

①アドレナリンの産出を減少させる。

不安、葛藤《かっとう》、悲惨な体験、未熟な心理療法は、アドレナリンの放出をふやすので、これらは避けるべきである。親切、理解、人間的な治療法で、アドレナリン分泌が減るように治療されるべきである。

ナイアシン（ビタミンB_3）は、ノルアドレナリンからアドレナリンがつくられるのに必要な、化学物質をぬぐいさることで、アドレナリンの形成を減らせると考えられる。

喫煙は、かなりアドレナリン分泌を増大させる。患者には喫煙しないよう、励ますべきである。

②アドレノクロムの産出を減らす。
アドレナリンの酸化を増大させる物質は、銅イオンである。ペニシラミンが、銅を結合させて体外に排出させるのに、最良の安全な合成物である。ペニシラミンは抗リウマチ薬である。

第二の方法は、ビタミンC（アスコルビン酸）、それにアミノ酸のひとつ、グルタチオンのような安全な物質を摂取することである。ビタミンCは一日当たり三〜一〇gを用いている。

③アドレノクロムをジヒドロキシインドールに変換させる。
ペニシラミンは、アドレノクロムと結合して、その大部分を、ジヒドロキシインドールに変換させる。

④アドレノルチンを除く。

アドレノルチンを除くことは、他の非毒性化学物質に急速に変換すること、あるいはそれをぬぐいさることで、可能となるかもしれない。アドレノルチンを破壊させる方法については、十分に知られていない。

アドレナリン生成の過程

アドレナリンが、統合失調症の発症に関しても、決定的に重要なかかわりがあると思われるが、その前駆物質はノルアドレナリンである。ノルアドレナリンの前駆物質はドーパミンである。ドーパミンの前駆物質は、ドーパである。

この過程は「ドーパミン合成過程」として、研究されてきた。

フェニルアラニン　↓　チロシン　↓　ドーパ　↓　ドーパミン　↓

ノルアドレナリン　↓　アドレナリン

神経伝達物質であるドーパミンの、脳での合成過程を研究したのが、三人の研究者である。カールソン（イェーテボリ大学名誉教授）、グリーンガード（ロックフェラー大学教授）、カンデン（コロンビア大学教授）の三人に、二〇〇〇年度ノーベル医学・生理学賞が与えられている。

フェニルアラニンとチロシンは、必須アミノ酸である。ドーパミンは、統合失調症の病因に関する説として有名な、ドーパミン仮説のキーワードである。

脳の神経伝達物質が過剰に放出されると、「過覚醒」の状態になり、統合失調症の幻覚や興奮などの症状が起きるという説で、抗精神病薬を服用すると、このドーパミンの流れを調節することができる、と言われている。

低血糖状態が、アドレナリンやノルアドレナリンの放出を促《うなが》すのであれば、その前駆物質であるドーパミンの過剰放出ということもあるのかもしれない。

ナイアシン（ビタミンB_3）の効果

ノルアドレナリンにメチル群が加わると、アドレナリンになる。ホッファーは、ビタミンB_3がメチル受容体であることを知っていた。B_3がメチル群をとり入れれば、アドレナリンの生成を減少させる。

またB_3は、脳の中でのアドレノクロムの生成を減少させる。次のようなプロセスである。アドレナリンが酸化してアドレノクロムになるのには、二つのステップがある。

第一のステップでは、アドレナリンが電子一つを失って、酸化アドレナリンとなる。しかしＮＡＤ（ニコチンアミドアデニンジヌクレオチド）とＮＡＤＨ（ＮＡＤの還元型）が存在している時には、酸化アドレナリンは再び電子一つをつかまえて、もう一度アドレナリンになる。したがって、ＮＡＤＨが不足すると、アドレナリンは一層酸化してアドレノクロムになってしまう。

つまりＮＡＤの前駆体《ぜんくたい》のひとつであるB_3がないと、アドレノクロムが増えるし、それがあれば増えない、ということになる。

ホッファーらは、統合失調症に対するB_3の効果を検証する研究を進めた。

パイロットスタディ、二重盲検研究、臨床研究、追跡研究などで、改善、入院日数、再入院回数、自殺の有無などで、効果を証明した。

統合失調症へのホッファーの、B_3を主とした栄養療法は、世界最大の米国精神医学会の全く否定的な態度、『対策委員会報告7』の発表により、ほとんどの精神医学者によって無視されてきた。

ビルのケース

ホッファーの著書『統合失調症をいやす』に、ビル・ヤングという名の若者がよくなった話がある。紹介させていただく。

ビルは、重度の不安とうつの状態が繰り返し起こるということで、一九五四年に精神科病棟に入院した。知覚と思考は正常であることがわかったが、不安とうつがひどかった。彼は不安ヒステリーと診断され、集中的心理療法が施《ほどこ》された。それには〝真実を吐く〃薬、アミタールの下での面接が含まれていた。彼は退院し改善はしたが、不安とパニックが彼を悩ませ続けた。そこでたちまち同じ問題で病院に戻ってきたが、彼には実は疑い深いという別の問題もあった。彼は病院で、心理療法を受けたが、病状はだんだんと悪化していった。彼の体重は急速に減った。幻視と幻聴が起き始め、まわりのことが現実的でなくなったので、明らかに統合失調症であった。

ビルは再び入院し、その後一九五七年まで、出たり入ったりしたが、その頃、彼は〃性格障害と病理的人格〃という、彼の症状から見て奇妙な診断をされていた。しかし彼は、ナイアシンをとり始めたところ、体重は増え、日常生活に直面して取り組み始め、ユーモア感、幸福感も起きてきて、結婚し二児の父となった。しかし彼は、もしこのビタミンをとるのをやめれば、数日のうちに症状が再発し、まわりの世界が変わり、物が実際より小さく見え、人々が群集となって自分を脅《おびや》かすことを認識していた。

パラノイドの女の子

一九五三年生まれのS、十六歳の時に面接。一ヵ月前に、学校をやめさせると言われていた。家に帰るのがこわくて、二日間、街をふらついていた。友達が家に電話したので、両親が迎えにきた。

彼女は、親が厳しすぎると信じて、敵対的になっていたのである。家におそく帰れば、放り出されるだろうと恐れていた。

中学三年の時の成績の平均はCだった。彼女にとって学校は、退屈なところだった。みんなが自分を見ていると思い、夜は男が呼びかける声を聞き、自分が考えていることが聞こえたりした。

また非現実感があった。本を読むのが難しかったのは、ページの中で字が動いたからである。

彼女はパラノイド（妄想症患者）だった。みんなが自分のことを話している、見知らぬ人が自分を笑っていると思い、母親が自分の部屋に盗聴器をしかけたと信じ込んだ。

グループで話し合いする時は、彼女は混乱した。

彼女は、自分が人を殺すという観念を抱き、二年前には実際に妹の首をしめようとしたという。うつになったし、自殺志向でもあった。

母親は彼女の日記に書かれたこと、男の子に関心がないことから、同性愛になりつつあると思い、ホッファーに相談した。

ホッファーは彼女に、一日当たり一gのナイアシンアミドの投与を始めた。一カ月後、幻覚症状はなくなり、学校生活がおもしろくなった。うつでなくなった。

ナイアシンアミドは、ナイアシンの一つの型で、紅潮が起きない型である。六九年十二月、正常になっていた。七〇年三月、よい状態だった。学校がたのしく、集中して覚えることができた。髪の毛は早くのび、爪《つめ》の状態もよくなって、白い斑点《はんてん》（亜鉛欠乏のサイン）はなくなった。以前は乾いて荒れていた皮膚にも、うるおいがもどった。

七三年八月、ホッファーは正常と評価した。

彼女は七一年半ばまで、ビタミンをとり続けていた。その後は、潜在能力をフルに活《い》かしていないと感じた時だけとった。そして問題なく高校を卒業した。

その後もスポーツに力を注ぎ、野球をやり、冬にはバスケットボールのコーチもした。七四年にホッファーは、彼女が母親や妹たちと二週間の休暇を楽しんだ後、帰る途中での空港で会った。ホッファーは、その報告書の中で、彼女はよい状態で人生をエンジョイしていた、と書いている。

3　栄養療法で改善した

ビタミンB_3、B複合、亜鉛でよくなった

ある母親が、北海道から空路を使って、群馬県の私のところに日帰りで相談にみえた。娘が軽い統合失調症ということで、すでに数年も医療を受けているが改善されず、困り抜いているという。事前に電話で相談を求めてきた父親は、「馬にくわせるほどの薬が与えられてきたのですが、よくならず、ほとほと困っています」と語っていた。

母親は、医師の処方薬のリストを持参した。十四日分の処方である。次の通り。

◎ガスター錠（消化酵素分泌抑制）
◎メトリジン錠（血圧を下げる）
◎トリオミン散（強力な精神安定剤）
◎アナフラニール錠（抗うつ剤）
◎ルボックス（抗うつ剤）
◎レキソタン錠（抗不安剤）
◎マーズレンS顆粒《かりゅう》（組織修復性潰瘍《かいよう》治療剤）
◎アキネトン錠（抗コリン系パーキンソン病治療剤）
◎テイコク六君子湯エキス顆粒（胃腸薬）
◎プルゼニド錠（大腸刺激性下剤）
◎ガスター錠（前出、就寝前服用）
◎アモバン錠（催眠鎮静剤）
◎ハルシオン錠（催眠鎮静剤）

◎トリプタノール錠（抗うつ剤）
◎インプロメン錠（強力精神安定剤）
◎ラキソベロン液（大腸刺激性下剤）

母親の話では、娘さんは甘いものが好きで、毎日、菓子パン、チョコレート、チップス菓子をよく食べてきた。医師からは、食事については何の指導もなかったという。

私がこの両親に伝えたのが、低血糖症かもしれないということだった。

地元の医師に糖負荷《ふか》試験をしてもらったことがあるが、三時間だけだった。しかしその時間内に、血糖が低くなったと言われた。これまでの診療では、血糖値は全く問題にされてこなかった。

次に伝えたのが、ビタミンB_3、B_6を含むB複合、それに亜鉛を服用してみては、ということだった。B_3はホッファーの研究に基づいてであり、B_6と亜鉛については、ファイファーの研究に基づいてであった。統合失調症の患者には、尿中にピロールという、B_6と亜鉛を排出させる物質が、検出されることが多いからである。この知見は、ホッファーとも一致している。

これらのサプリメントをとり始めて、十日ほどたった頃、父親から喜びの電話があった。今まで食欲不振で、食事を十分に食べられなかったのが、朝もごはんと味噌汁をはじめ、しっかり食べられるようになったし、睡眠薬をのまなくても眠れるようになりました、という報告だった。

五カ月後、薬はまったくいらなくなりました、という報告があった。

一年後、すっかりよくなりました、と報告された。

発症十年後に低血糖症とわかる

父親から相談されたケースである。

娘さんが十七歳で発病、すでに十年たった。投与されていた薬は次の通りである。

一日三回の薬：インプロメン、クロフェクトン、コントミン、アキネトン、レキソタン、ドグマチール

図５　分裂病患者（27歳）の血糖曲線

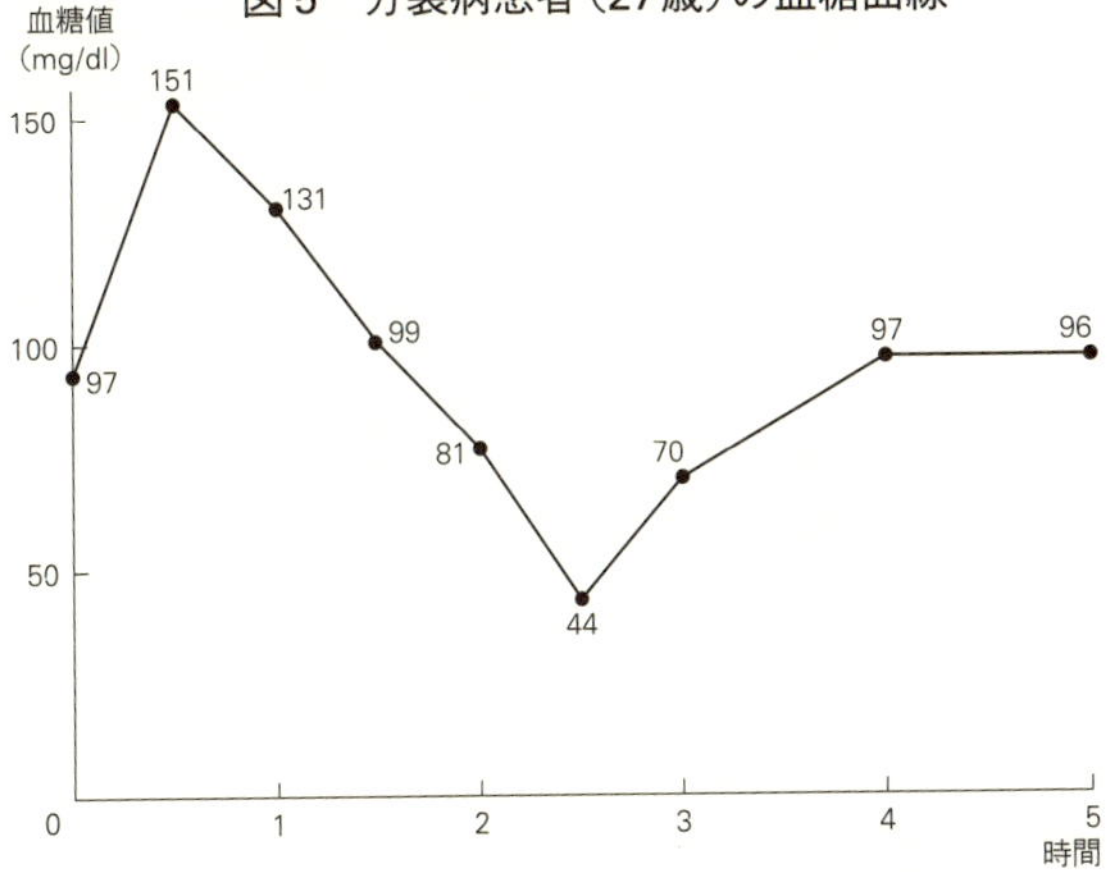

（マリヤクリニック、柏崎良子）

朝夕二回の薬：ビタノイリン、エホチール
就寝前の薬：ロドピン、ベンザリン、酸化マグネシウム

エホチールは低血圧の薬なので、この患者も低血糖症かもしれない、という疑いがわいた。低血糖症の人は、低体温、低血圧の傾向があるからである。千葉市のマリヤクリニックでの受診を勧めたところ、数日のうちに受診した。五時間の糖負荷試験の結果は、図５の通りだった。

絶食時の血糖値が九七、最高値は一五一、最低値が二時間半の時点で、四四という低さであった。血糖を下げるホルモン、インスリンの値は、前半がかなり高く、過剰分泌を示していた。まさに低血糖症だった。この結果を知って、父親は次の手記を書いてくれた。

「娘は、高校二年の時から休み出し、ひきこもりの状態になりました。内科、精神科といろいろな病院に行きましたが、はっきりせず、やがてある病院で分裂病と診断され、薬をのむようになりました。

一九九五年春から狂乱状態が頻発《ひんぱつ》、拘束式の病院に入院しました。三カ月で、完治したということで退院させましたが、ときどき混乱状態に陥りました。

ある大学に入学し、精神科の薬をのみながらの学生生活でしたが、結局退学しました。マリヤクリニックで血糖の変化が調べられ、二時間半で重い低血糖になることがわかりました。考えてみると、食後二時間半ぐらいで狂乱状態になっていたことに気がつきました。

食事療法、栄養サプリメントを勧められました。それから約一年、相当改善して、今では日常の生活が落ち着いてきています。月に一度くらい、わからなくなるような症状が出ますが、安心して寝ることができるようになりました。この頃は不安感を訴えなくなり、激しかった便秘も消えてきました。もう一息だろうと期待しています。」

ある女性の病歴、食歴、医療歴

二十六歳の女性の手記である。貴重な報告なので、私のコメント（括弧《かっこ》内）をつけながら、紹介したい。

〔子ども時代〕

私は幼い頃、じっとしていることができず、よく迷子になったり、ころんでけがをしたりしていました。六歳の頃から時々、頭の中が真っ白になることがありました（低血糖？）。

落ち着きがなく衝動的で、生意気に思われたのか、姉、兄にいじめられました。八歳の頃、毎日手を洗うようになりました。一日に何回も、体をきれいにしなければと、風呂に入るようになり、ある日空焚《からだ》きしてしまい、煤《すす》が出たので父にしかられ、そのショックで、強迫行為はおさまりましたが、強迫観念が出てきました。心の中で悪いことを考え、神様に罰せられるというものです。

その頃から学校で、男子たちにいじめられるようになり、小五くらいになると、友達もほとんどいなくなり、うつ状態になりました。中学に入るとどんどん暗くなり、いじめがふえました。中二の夏休み、生活は昼夜逆転、二学期には朝起きられず、不登校になりました。その頃はファストフードしか食べていませんでした。

二階の自分の部屋にいると、誰かにのぞかれるような気がしました。

〔飲酒、過食、拒食〕

地元の高校には行けず、不登校生徒のための高校に入りました。やはりなじめず、中学の時から始めた飲酒の量がふえ、停学になりました。その頃、パニック障害、うつ、強迫観念、強迫行為、不安になり、食べることだけでストレス解消。過食になり、やがて拒食。

卒業しても、とても働いたり進学する状態ではなく、家で過ごしているうち、「精神世界」のグループと出会い、その世界にのめりこみました。テレパシーを感じ、霊や宇宙人からメッセージを受けることもありました。

〔低血糖症の本に出会ったが〕

町の図書館に行くうちに、健康の本を読むようになり、ある日『低血糖症』という本をめくったら、自分に当てはまるところがありました。しかし砂糖や精製炭水化物をたくさん摂取するためというなら、みな低血糖症になってしまうはずと思い、気にもとめずに帰りました。

家に帰ってパンを焼き、お菓子をティーといっしょに食べました。私は小さい時からお菓子を作るのが好きでした（やはり砂糖づけだった？）。

やがて神と思っていた人物の汚《きたな》いことが書いてある本をみつけ、あまりのショックに恐怖発作、神経性下痢を起こし、あるメンタルクリニックに通うことになりました。

〔薬物治療が始まった〕

医師にこれまでの症状や精神状態について話そうとしても、とても短い診察時間の間に言い切れるものではありませんでした（これがメンタルクリニックの現実？）。

薬物治療が始まりました。それが自分にとって害にしかならないのがわかるまで、三年ぐらいかかりました。

その間、三十種類近い薬が試されました（括弧《かっこ》内は『治療薬マニュアル２００３』医学書院による）。

セロクエル（抗精神病薬）

ＰＺＣ（抗精神病薬）

レンドルミン（催眠・鎮静薬）

リボトリール（抗てんかん薬）

リスパダール（抗精神病薬）

セレネース（抗精神病薬）

アーテン（パーキンソン病治療薬）

サイレース（催眠・鎮静薬）
ジプレキサ（抗精神病薬）
ルーラン（抗精神病薬）
トレドミン（抗うつ薬）
ピレチア（アレルギー治療薬）
ホーリット（抗精神病薬）
ニューレプチル（抗精神病薬）
テグレトール（抗てんかん薬）
ベンザリン（催眠・鎮静薬）
ヘゲタミン（催眠・鎮静薬）
パキシル（抗うつ薬）
アナフラニール（抗うつ薬）
デパス（抗不安薬）

イミプラミン（抗うつ薬）
サノレックス（食欲抑制剤）
酸化マグネシウム（下剤）
リスミー（催眠・鎮静薬）
……など。

（三年の間にとはいえ、よくもこれだけ処方するものだ！）

手の震《ふる》え、体のだるさ、眠気、ぼんやり、ひどい便秘、体重増加、強い不安、ひどいうつとなり、死ぬことを真剣に考えました。

〔死にたくなった〕

マンションの上から飛び降りることを考えた時は、近所を歩いて、十五階以上のマンションを探しました。風呂場で首を吊《つ》ってみたりしましたが、何となくうまくいきませんでした。睡眠薬をのんで死のうと思ったこともあります。

私は死にたかったです。父もうつ病で自殺していますし、生きていても病気でつらいし、薬の副作用でなおつらいのです。

手が震《ふる》えて、ピアノを弾いたり楽しいこともできなくなり、体重はどこまでも増え、七七kgになってしまいました。関取みたいな自分を見て、心底嫌《いや》になり、薬をやめて、一日一食しか食べないダイエットを、数カ月やりました。五二kgまで落ちた頃、ダイエットはやめましたが、その頃から不眠、いらいら、頭痛、膝《ひざ》の痛みが起きました。その頃『食事で治す心の病』を読みました。

〔好きだった食べ物〕

自分が小さい頃から好きでたまらなかった食べ物が、病気の原因だとわかりました。私は小麦で作ったものに目がないのです。カップラーメンなど、一度に一～二個、フランスパンなら一本、パウンドケーキを一気に食べることも、ピザを一枚一度に食べることも朝飯前です。一cm角に切った食パンを三、四枚、こんな食事を子どもの頃からずっととっていたのです。

朝は菓子パンが当たり前。家に帰ったら、自転車にのって近所のミスタードーナツへ行って、ドーナツを三、四個、シェイクを一杯、その後、イタリアンジェラートのバナナ味を食べたら、ハンバーガーを食べに行く。その帰りにコンビニに寄って、スナック菓子を買う。

小さい頃からよくおなかをこわし、かぜをひき、アトピーやヘルペス、ミズムシ、扁桃腺炎《へんとうせんえん》、アテロームなど、いろいろな病気になりました。その原因はすべて食べ物にありました。

ようやく自分のこれまでの食べ物の問題に気づき始めたのであるが、使われた薬の種類の多さには驚かされる。試行錯誤で薬を選んでいたのではないか。

〝統合失調症〟患者が低血糖症だった

新宿溝口クリニック院長の溝口徹医師も、非常に多くの患者に五時間の糖負荷《ふか》試験を実施して低血糖症を確認し、栄養療法で効果をおさめている。その臨床実践の経過が、

『診たて違いの心の病』（第三文明社）という著書になっている。

すでにホッファー著拙訳『統合失調症を治す』（第三文明社）の訳者解説で、紹介したケースであるが、統合失調症と低血糖症の関係の重大性を示すものなので、要約して紹介させていただきたい。

女性Ｉさんは中学三年生の時から不登校が始まり、やがて幻覚や幻聴、暴力などが起きたことで心療内科を受診し、「統合失調症」と診断された。十九歳の頃から、全身の痛みの症状が加わったため、インターネットで検索して、ペインクリニックとしての溝口クリニックを訪ねた。

血液検査をしようとしたところＩさんは拒否した。これまで毎月、心療内科で血液検査をし、医師から「異常なし」と言われていたからというのが、その理由だった。同じ検査データでも解釈の方法によっては、いろいろな異常が見つかることなど、説得して血液検査を行なった。

その時の血液検査のデータは、「低血糖症」が疑われるものだった。そこでさらに詳しく調べるために、「五時間糖負荷《ふか》検査」を行なった。インスリン値も同時に測定した。糖の液体をのんだ直後に血糖値が急激に上昇、それを抑えるために三十分後にインスリンが大量に分泌された。しかしその後も高血糖が持続しているため、百二十分後に再び大量のインスリンが分泌された。それで血糖値が急激に低下した。百五十分の時点では一〇四になり、次の三十分間で四八落ち込んで、五六になった。この前後の時間帯に、多くの身体と心の症状が出現したのである。

溝口医師は、「二時間の糖負荷検査では、『低血糖症』はデータとして表れることはありません。その結果、医師は誤診をしてしまうのです」と述べている。

この新宿溝口クリニックでは最近、低血糖症診断のための糖負荷試験（五時間）だけの希望でも受けつけて、実施することにした。

第五章

アルツハイマー病と低血糖

1　「認知症」老人の調査

甘いもの好きが多かった

健康雑誌『壮快』（一九八六年四月号）に、「忍び寄る〈ボケ〉の撃退こそ全身の老化を防ぐ最大の秘訣《ひけつ》」という特集記事があり、その中に浴風会病院副院長・篠原恒樹医師の執筆による、「痴呆老人には若い時から甘い物が好きだった人が多いことが調査で判明」という記事があった。

篠原医師らは、同病院入院中の痴呆《ちほう》老人四十九人と、痴呆のない老人五十人、年齢は両群とも七十〜八十歳代、男女比は三（男）対七（女）という人たちについて、九十項目の調査を行なった。五十項目が食生活についてであった。個別面談での聞き取りで、痴呆老人については、当人が若い頃に生活を共にした家族に聞いた（当時の用語として「痴呆」を使う）。

一部の質問については、両群の間に有意な差が見られた

「甘い菓子類をよく食べていた」人は、痴呆群では八三・七％、非痴呆群は三二・〇％で、圧倒的に痴呆群が多かった。

食べ方については、「ふだん腹いっぱい食べていた」という人が、痴呆群では四〇・七％で、非痴呆群の二二・〇％の二倍であった。

篠原医師らの調査の結果について考えると、老人性痴呆は、甘いものとりすぎによる、長期にわたる低血糖症の結果ではないか、という疑いが強くなったので、篠原医師に意見を伝え、問い合わせた。篠原医師はすぐに、血糖と老人性痴呆についての、スウェー

デンのブヒトらの論文があることを、知らせてくれた。

この論文については、後で述べる。

若年性痴呆症の恐怖

雑誌『ビーコモン』（ＮＨＫ出版、一九九二年九月号）は、「若年性痴呆の恐怖」という特集記事を掲載した。「呆《ぼ》け老人をかかえる家族の会」（京都市）の中心メンバー、三宅貴夫医師は、十二年前に「老人でないボケの人」の存在に気づいた。そこで会として調査し、九一年に『初老期（六五歳未満）痴呆家族介護実態調査報告』を発表した。八十七家族についての調査である。

ショッキングだったのは、発病の年齢だという。やはり六十〜六十四歳が最も多いが、五十五〜五十九歳が三七％を占め、五十〜五十四歳も一八％と、働きざかりでの発病が少なくなく、なかには三十八歳で発病というケースもあったという。

六十五歳以下の痴呆の本当の深刻さは、その疾患の多くが、原因も治療法もほとんどわかっていない、アルツハイマー型痴呆であることだ、と述べている。そもそもアルツハイマー博士が、一九〇七年に初めて痴呆病を発見したとき、その患者は五十一歳の女性だったという。

この記事に紹介されている、二人のアルツハイマー型痴呆患者の生活の中で、とくに食生活に目を向けると、あんドーナッとかチョコレートなどの甘いものを、極めて大量にとっていることが大きな特徴である。

砂糖など少糖類を多量にとると、多糖類である穀物とちがって、早く分解吸収されて急速に血糖値が上昇する。それに対する反応として、膵臓《すいぞう》からインスリンが大量に分泌されて、かえって低血糖になってしまう。低血糖を繰り返し、脳細胞にブドウ糖が補給されないと、その細胞は壊死《えし》してしまう。アルツハイマー型痴呆の根本原因のひとつは、そこにあるのではなかろうか。

2　認知症と糖代謝

認知症と低血糖

長谷川和夫監修『痴呆の百科』（平凡社）には、低血糖と認知症の関係がはっきり書かれている箇所《かしょ》がある。

「低酸素や低血糖がある時間続いたり、繰り返して起こると、重い不可逆的な変化を脳に起こして痴呆化することがある。とくに糖尿病で血糖を下げるような薬を使っている例では、低血糖に十分注意する必要がある。」

このように書かれているうえに、「低血糖」という見出しでの、次のような記述もある。

「繰り返す低血糖発作や、慢性持続性の低血糖により、人格変化、記憶障害、精神病様症状を呈し、ついには痴呆状態となる。運動麻痺《まひ》、錐体《すいたい》外路性症候、失語症などを伴《ともな》うこともある。原因疾患としては、インシュリン産生腫瘍《しゅよう》、巨大腫瘍が多く、脳病変は低酸素症のそれと同じである。老年者では、血糖値が正常化したあとも回復が悪いことが多い。」

低血糖は認知症を起こすのである。専門の医学者は、このように明確に認識している。しかし、低血糖を起こす原因については、糖尿病治療の薬と、膵臓《すいぞう》の腫瘍しかあげていない。食原性の低血糖症の存在を知らないのであろう。

黒田洋一郎著『ボケの原因を探る』（岩波新書）には、アルツハイマー病でなくなった人の脳に見出《みいだ》された、特徴的な変化があげられている。その中に「脳の中の物質の変化の度合いをＰＥＴ（陽電子放射断層撮影法）で調べると、脳の中を流れる血液の量、酸素の消費量、ぶどう糖の消費量が、大脳皮質の側頭葉、頭頂葉などで、正常の人よりも低くなっていることがわかった」とある。やはりブドウ糖の代謝が低いことを指摘しているのである。

この本には「痴呆を起こす病気と原因」という表がのせられているが、その十六項目のうちの「⑦慢性代謝障害」に、反復性低血糖症も含まれている。そして、これには治療可能を意味する印がつけられている。

認知症と糖代謝——海外の研究

一九八〇年にスウェーデン、ウメア大学のアドルフソンらは、「アルツハイマー疾患における低血糖症」という論文で、次のことを報告した。

糖負荷《ふか》試験を、アルツハイマー型痴呆、末梢性壊疽《えそ》、脳血管疾患、非糖尿病統制群の四群に実施した。痴呆群は他の三群とくらべて、絶食時血糖が有意に低く、血糖値の曲線の下部領域が有意に小さく、血糖が低いことを確かめた。

一九八三年、この研究グループは、前述のブヒトが第一著者となって、「アルツハイマー型老年性痴呆の患者における血糖およびインスリン分泌の変化」を報告した。篠原医師が知らせてくれたのが、この論文である。要旨は次の通りである。

多様な痴呆の診断をされていた八百三十九人の病院記録の回顧的調査で、六十三ケースが糖尿病の診断を受けていて、アルツハイマー型老年性痴呆の患者には、糖尿病患者は一人もいないことがわかった。

①アルツハイマー型痴呆群、②多発梗塞《こうそく》性痴呆、③大脳動脈輪閉塞《へいそく》症、④入院患者対照群、⑤健康な老人の群に、経口糖負荷《ふか》試験を実施したところ、①群は、③群と④群よりも、絶食時血糖値が有意に低く、血糖曲線の下部領域が有意に小であった。糖負荷試験の間のインスリン値は、①群が⑤群よりも高く、糖摂取後九十分が有意差であった。

つまりアルツハイマー型老年性痴呆群には、糖尿病すなわち高血糖の人はおらず、インスリンの分泌が多くて、血糖値が低いという特徴が見出《みいだ》されたのである。

脳の糖代謝の研究が続々

岩手大学・菅原正和教授の協力で、「アルツハイマー型痴呆」と「糖代謝」をキーワードとする論文を検索していただいた。予想を超えて百五十篇あった。

一九八二年、ドイツ、ハイデルベルク大学のホイヤーらは、アルツハイマー型痴呆の始まりでは、大脳毛細血管グルコースが、異常に低下していることを見出した。

一九八六年、ホイヤーは、脳血流と酸素代謝がアルツハイマー型痴呆では低下していること、脳の糖代謝低下が側頭―頭頂部皮質で目立つと報告した。

一九八九年、ドイツのウェッテルリンクは、「代謝研究は、アルツハイマーの脳の糖代謝を示し、神経内エネルギーの不足が、アルツハイマー型痴呆の主要なダメージかもしれないことを示唆《しさ》している」と報告した。

同年、アメリカ、ニューヨーク大学医学センターのマーカスらは、患者の側頭部皮質から分離された毛細血管が、若い正常対照群の血管とくらべて、グルコースの摂取の低下を示した、と報告した。

一九九一年、ホイヤーは、患者の主要な障害は、脳のブドウ糖利用の有意な低下であると報告した。

PETを使った研究もある。

一九八三年、アメリカのドゥ・レオンらはPETによる研究で、アルツハイマー型痴呆群では、ブドウ糖利用が有意に少ないこと、PET測度は認知の低下と一貫して関係があることを見出した。

インスリン値に関する研究

一九九一年、岡山県笠岡市のきのこエスポワール病院の藤沢らは、経口糖負荷《ふか》試験の後、アルツハイマー型痴呆群では、正常統制群とくらべて、血漿《けっしょう》インスリン値が有意な差で増加が大であることを見出した。

同年、ホイヤーらは、アルツハイマー型痴呆における、脳の糖利用の異常は、脳インスリン作用の影響か、脳インスリン・レセプターの機能の異常の、どちらか、あるいは両方によると仮定されると、報告した。

一九九五年、ドイツ、ヴュルツブルク大学のブルーム・デーゲンらは、インスリンが中枢神経系の脳の糖恒常性の調節に重要な機能をはたし、ニューロンに栄養上の影響を与えていると論じた。

このように、血糖を低下させるホルモン、インスリンも注目され、次々に研究が発表されている。

3　医学者が食生活に注目した

アルツハイマー病の新しい本

二〇〇四年に、ある医師から、アルツハイマー病についての新しい本が出て、その中に食事のこともあると告げられた。中野・水澤編『よくわかるアルツハイマー病――実際にかかわる人のために』（永井書店）である。早速購入した。

五章「アルツハイマー病の危険因子」の2が「アルツハイマー病と食事」で、次のように書かれていた。高インスリン症に関してである。

「我々の栄養調査結果を後述するが、ＡＤ（アルツハイマー病）患者の食行動異常には、糖分特に精製された砂糖の過剰摂取が極めて目立つ。具体的には、アメを一日中なめる、おはぎや大福なら五個くらいは平気で食べてしまう、コーヒーに砂糖を三〜四杯入れてしまう。アイスクリームを一日に五〜六本食べてしまうなどである。」

このようにＡＤ患者の砂糖過剰摂取傾向がはっきり報告されている。

「多くの場合には、青・壮年期からすでに同様の食行動を示し、痴呆の発症後により極端になることとからみて、長年の食生活がインスリン分泌に影響を与えている可能性があるが、あくまで仮説にすぎない。」

そして「現在のところ高インスリン症のもつ真の意味はわからないが……、インスリン自体が脳の最小動脈の内皮細胞の増殖を起こし、脳血流を低下させる可能性がある」と結んでいる。低血糖には注目していない。

論文「アルツハイマー病と栄養」

前記の箇所を執筆した、自治医大・植木彰教授が、日本薬学会の雑誌『ファルマシア』（二〇〇六年九月号）に、注目すべき論文を発表した。

アルツハイマー病と栄養との関連に関して、これまでに次の四点が明らかにされていると述べている。

①野菜・果物の摂取によるＡＤの予防

②魚の摂取によるＡＤの予防

③エネルギー・糖代謝に関するもの、総カロリー摂取過剰、脂質・糖の摂取過剰、糖尿病、高インスリン症との関連

④サプリメントでは効果がなく、食事として摂《と》らなければならない

植木氏は、それぞれの問題点について論じているが、最も重要と思われる糖について、どのように論じているだろうか。次に要約する。

ＡＤの発症率は、インスリンが正常な場合には、一・四％にすぎないのに比して、高インスリン症がある場合には七・五％であった。

ルチンガーらの調査の結果でも、高インスリン血症があると、ＡＤの相対危険度が二・一と高くなり、しかも高インスリン血症は全ＡＤの四一％をも占めていた。

インスリン受容体の密度は海馬、嗅状野、帯状回後部など、ＡＤで最初に障害される部位で最も高い。

「なぜ高インスリン血症になるのかは不明であるが、ＡＤ患者は極めて甘いものに対する嗜好《しこう》が強い。インスリン分泌を強く促《うなが》す精製糖の過剰摂取を抑えることが重要と考える」と結んでいるが、高インスリン血症になぜなるかを「不明」と述べているのは、なぜだろうか。

インスリン分泌を強く促すのが精製糖の過剰摂取と、述べているのだが。

精製糖過剰摂取→高血糖→インスリン過剰分泌（高インスリン血症）→低血糖

このプロセスの反復により、糖欠乏に陥った脳細胞が壊死《えし》
ＡＤ発症の基本的プロセスは、このようなことではないだろうか。

4　菓子が大好きだった患者

ケーキの箱を空にした妻

一九九九年、ある書店の新刊コーナーで、『ある日突然、妻が痴ほう症になった』（大和書房）という本を見つけ購入した。著者は、患者の夫である内藤聰さんという方である。

ごはん離《ばな》れ砂糖とりすぎで、低血糖、その低血糖の反復で脳細胞の壊死《えし》、というのがアルツハイマー病の根本原因ではなかろうか、と思っていた私には、見過ごせない箇所が多かった。

五十一歳の妻がある日、四つは入っていたはずのケーキの箱を空にしてしまって、娘が聞いてもあいまいな返事しかしない。この出来事から、この本は書き始められている。まさか痴呆の前兆とは思わなかったという。注目すべきは「もともとケーキは妻の好物でした」と書いていることである。

その後、半年の間に体重がすごく減り、頬《ほお》がへこんでしまったので、病院の心療内科で診《み》てもらった。診断は「自律神経失調症ならびにうつ病」だった。

私は、これらの診断用語が使われる症状は、低血糖症のことが多いのではないかと思っている。

翌年一月、痴呆の初期症状「物忘れ」が始まった。やがて失踪《しっそう》、徘徊《はいかい》などが始まり、失語症にもなっていく。

原因探究する夫と医師の回答

夫の内藤さんは、妻がなぜ痴呆症になってしまったのか、問いを抱き続けたが、十五年たってもその答えはないという。原因がわかれば、治癒《ちゆ》する方法も探せるのではないかと考えて、ある医師に相談した。

アルツハイマー病の原因についての説が、十以上あるというが、片端から調べてもらえないかと頼んだ。

医師は「希望されるのであれば、調べてもかまいません。でも現在は、仮説を立て、その検証に努力しているような段階のものが多く、原因らしきものはわかっても、その治療までには至っていないのです」と答えたという。

医学者たちが立てている仮説の中に、低血糖症が根本要因という仮説はあるのだろうか。

低血糖と思われる発作

さてこの本の第9章は、「発作《ほっさ》が起きた時」である。どんな発作だったのか。

ヘルパーさんたちと大好きなケーキを食べ、夕食も食べ、機嫌よくベッドに入り、すぐに眠りについた。二、三時間後、突然「ギャオー」という妻の叫び声。内藤さんは飛び起きた。

続いてもう一度「ギャオー」と叫んだ。目をむき、体全体を硬直させ、ブルブルと震《ふる》える。形相《ぎょうそう》はいまだかつて見たこともない、夜叉《やしゃ》のようになっていた。固く閉じた口からは少し泡が出ていた。叫び声は二、三回だったが、荒い息づかいはやまなかった。

三十分がたち、硬直が少しとけたところで、医大病院の当直医に電話し、応急処置の指示を受けた。再び発作が起きたら救急車で来るようにと言われた。

なぜ発作が起きたのか。その後一カ月をかけて、原因を突きとめる努力をした。何人かの医師に聞いたところ、次の三つがあることがわかった。いずれも脳障害が進んだ段階で、
①患者に疲労が重なったか
②便秘が続いたか、極端な水不足か（脱水症状か）
③数日間あるいは数時間、緊張状態が続いた後で、ホッと緊張から解放された時か

内藤さんは、③が該当したのではないかと考えた。

その医大病院への通院での検査では、単純な筋肉けいれんと診断されたという。ではなぜそれが起きたのか。そこまでは追究していない。

発作の二、三時間前にケーキを食べたことについては、全然無関心である。

私の推測では、すでに低血糖症だった患者が、ケーキを食べ、さらに夕食も食べて、インスリン過剰分泌を起こしたための低血糖発作ではなかったかと思う。

私が援助した、低血糖症だったある女性の場合も、全身硬直を起こしたことがある。低血糖で全身硬直も起こりうるのである。

この章の最後でも、内藤さんは妻の今の好物を書いている。パパイヤと甘えび、それにジュースである。さらに「妻はケーキとコーヒーが大好きだったので、時にはヘルパーさんと三人で、〝お茶の時間〟を楽しむ。妻のコーヒーはミルクたっぷりで薄めたもの、ケーキは生クリームですが、ビックリするほどよくいただきます」と。

この本には、痴呆の研究者として知られる、長谷川和夫氏が「解説――アルツハイマー病」という文を寄せている。

長谷川氏が監修した『痴呆の百科』（平凡社）の中には、痴呆の原因として低血糖に触れている箇所もあるのだが、この「解説」では、全然触れてない。

菓子をやめたら痴呆がストップ

岩手大学のある学生は、次のように報告した。

「痴呆が進んできた祖母が菓子をほしがり、ひ孫の分までとりあげて食べるようになったので、母が心配し、菓子類をおかないようになってから、痴呆は進行がストップしたままです。」

この報告は、日常生活のたわいもない話のように思われるかもしれないが、実に重要な意味を含んでいる。まさに精製糖を除去した食生活が、痴呆の進行を止めるという、いわば仮説検証実験に値《あたい》すると思う。

医学者ならば、多くのアルツハイマー病患者について、精製糖の菓子を除く、あるいは減らして観察する、という実験ができるのではなかろうか。
認知症の薬の開発を研究するほかに、検証してほしい仮説である。

第六章

食生活の立て直し

1　米離れで菓子に傾いた食生活

飽食の時代の米離れ

日本人の主食は米である。米をはじめ食糧が極度に不足した時代を、私は経験してきた。第二次大戦中のことである。さつまいも、じゃがいもが米の代わりとされた。

学徒動員先の中島飛行機製作所で、海軍の双発攻撃機「銀河」をつくっていた十五歳の時の食事は、主食が米入りの高梁《こうりゃん》めしであった。昭和十九年から二十年にかけてである。戦後、昭和二十五年の東京の大学の寮でも、主食は高梁めしかコッペパンであった。

そのような時代でも、一日三食を一食でもぬいた日はなかったと思う。そういう記憶は浮かばない。

現代の人々、とくに若者や子どもには、朝食を食べないものがかなりいる。この食糧豊富な時代なのに。主食を含む食事を軽んじたら、気力低下になるのは当然と思う。米離れが、諸悪の根源ではなかろうか。

「氣」は米

気力の「気」は、いろいろな熟語単語に使われている。気象関係は除いて、人間の心身全体にかかわる語を拾い上げてみよう。

元気、根気、やる気、本気、正気、病気、陽気、陰気、短気、気迫、気合、気持ち、気分、気質、士気、殺気、狂気、色気、気がかり……などがある。

この「気」という字は、本来「氣」であった。「米」が中心におかれていた。「メ」は米の略であり、「气」は「立ちのぼる山氣」であって、後者は音を表すために使われているという。

字源の意味にもとづいて、「氣」の中核は米を代表とする穀物とみなせば、いろいろな仮説を立てることができる。

元気のよい人は、米をしっかり食べているだろう。根気がない人は、米をしっかり食べていないのだろう。無気力の人も同様。殺気をかもし出すような人も、米をしっかり食べていないだろう。狂気に陥《おちい》る人も、米をしっかり食べていないのではないか。

米の購入数量毎年減少、菓子増加

『家計調査年報』（総務省）を調べると、一世帯当たり年間の米類購入数量が、この三十年ほどの間に毎年減少し、半分以下になっていることがわかる（図6参照）。

昭和四十九年（一九七四）には二一二kgだったのが、平成十六年（二〇〇四）には、八九kgである。

外食でも米は食べている、と言われるだろうが、家庭の食事がまず大事と考えれば、

図6　1世帯当たりの米の年間購入数量

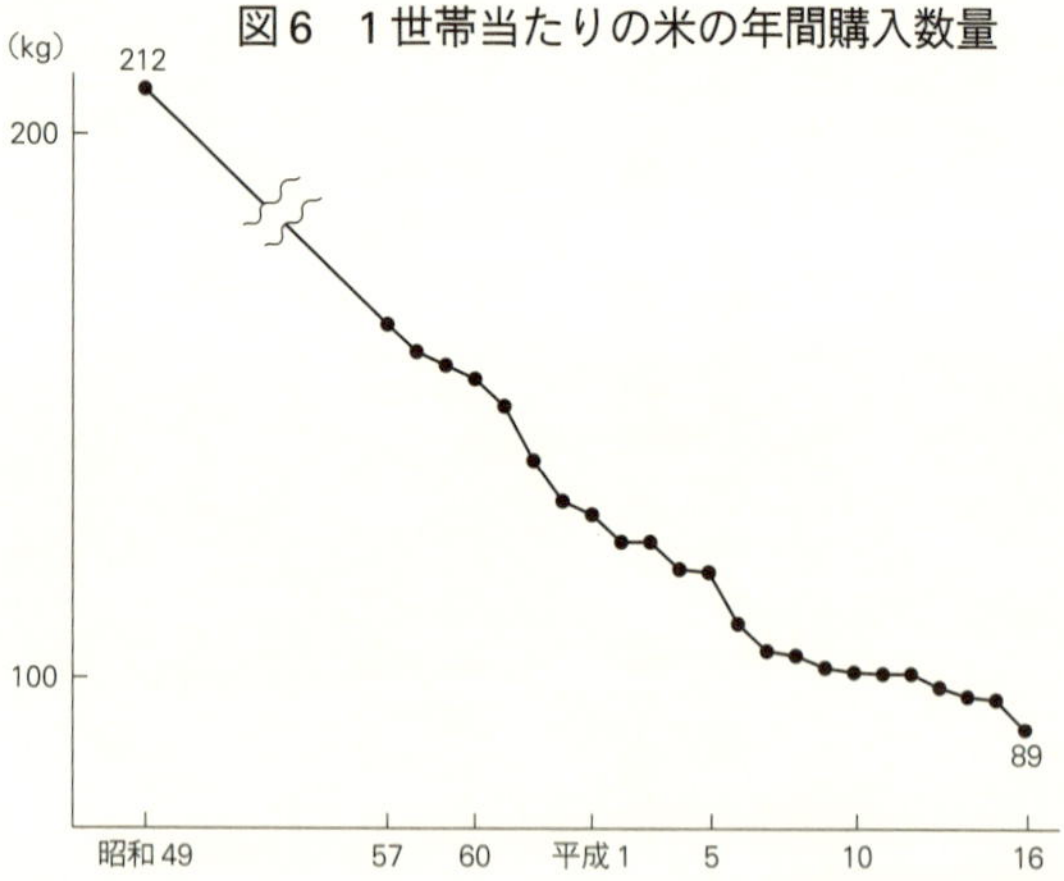

（家計調査年報から作図）

ぞっとするような曲線である。

米の購入数量が減少するにしたがって、急増してきたのが菓子類の購入金額である（図7参照）。

昭和四十年（一九六五）には、米類購入金額が四万五六六円で、菓子類は一万六八四七円であった。菓子類は米類の半分以下だった。その後、菓子類は急増の一途、米類も昭和五十年代には上昇したが、昭和六十二年（一九八七）には逆転、菓子類購入金額が米類購入金額を上まわってしまった。

平成十六年（二〇〇四）は、菓子

図7　1世帯当たり年間購入金額

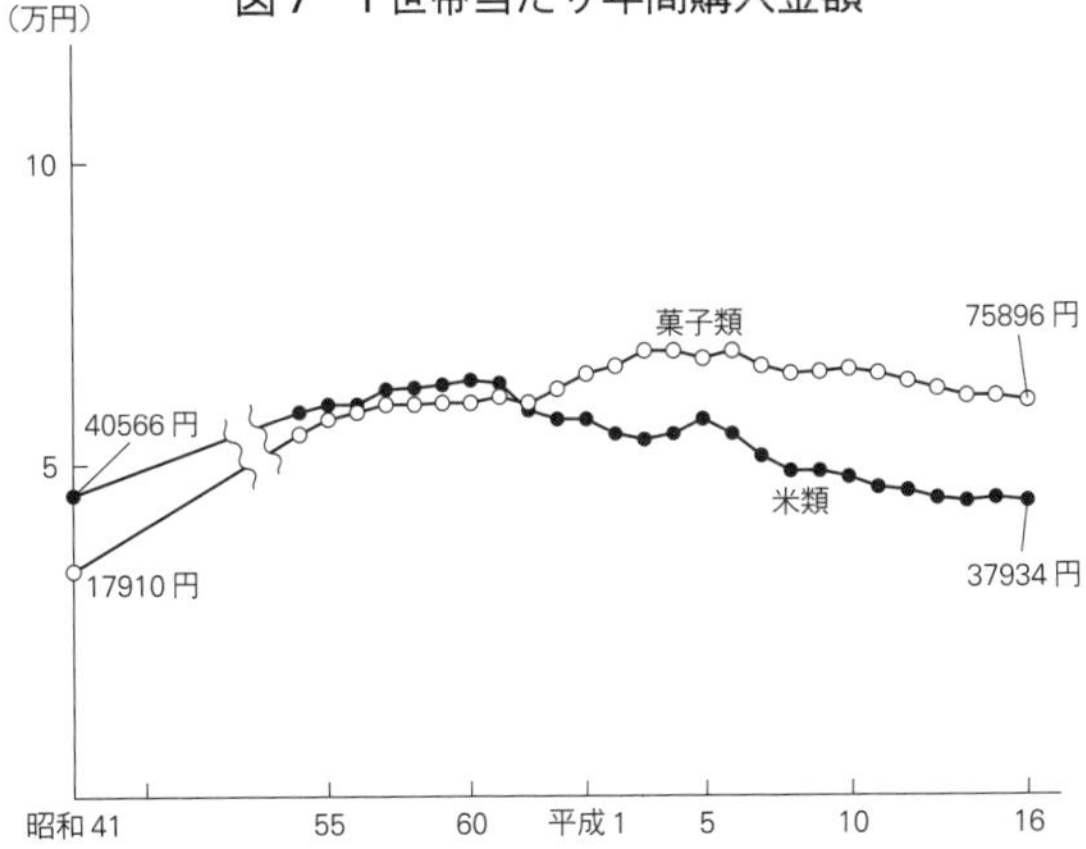

（家計調査年報から作図）

類七万五八九六円に対して、米類三万七九三四円という家計状況である。

米を食べないでパンを主食とする人が増えているが、菓子パンを含む「その他のパン」が、食パンの約二倍の購入金額である。

昔の人が、今の日本人の平均的な食事をみたら、驚くことだろう。

腹がへっては戦《いくさ》ができぬ

永山久夫氏の名著『たべもの戦国史』（河出文庫）には、戦国時代の武士の食事が書かれている。一日黒米が五合、これを朝餉、夕餉の二回に分けて、鍋釜でたいたものを食べる。黒米飯といっても、まるまる玄米ではなく、いくらか杵《きね》があたったもので、この飯にはふつうは糠《ぬか》味噌汁がついたという。

いったん合戦になると、昼食はもちろん、必要とあらば夜食もとる。大豆味噌もふんだんに用意される。

米は駄馬隊によって、白米が運ばれることが多く、これはたいへんなご馳走《ちそう》である。このほかに各自が、干し納豆やかつお節、梅干しなどを持参する。

永山氏は、米と味噌は栄養的にもたいへん相性がよいと述べている。

近年の味噌の購入状況も、『家計調査年報』でみると、米と同じように年々減少している。日本人は、昔から食べていた最も大事な食べ物、米と味噌から離れてしまい、しかもそれが一年ごとにひどくなっているのである。

食事がタイムスリップして、米と味噌から離れた現代的な食事で、戦国時代の武士たちが戦ったら、とても勝てるはずがない。

かつてハンバーグについてのＮＨＫ特集番組で、製造企業の幹部がぬけぬけと「日本の子どもたちの味覚を、味噌やしょうゆからひきはなすのが、私どもの戦略です」と発言していた。今頃は、戦略が大成功したと喜んでいるのだろう。

「頭」には「豆」がある

大豆味噌や納豆が登場したが、砂田登志子著『漢字で食育』（求龍堂）では「豆はすばらしい活性食」という見出しで、「豆」のことを書いている。

「頭が良くなる、体が喜ぶ、心が豊かになる、元気に山に登れる食べもの」は何でしょう。頭、喜、豊、登の四文字すべてに「豆」の字が入っている。豆は頭がよくなるレシチンをはじめとする良質のタンパク質、骨や歯に良いカルシウムなどを含むすばらしい食べものと説いている。

米と豆を中心とする、伝統的な和食から年々遠ざかっていく日本人は、どうなっていくのだろうか。米飯と味噌汁を主にした食事から、なぜ離れてしまうのか。

伝統的な食事の崩壊を推進していくのが、菓子・ジュース等による砂糖過剰摂取、そしてまた即席ラーメンへの依存といった生活であろう。

先祖伝来の食事の基本に立ち返って、食生活を立て直すことが急務である。米離れの裏にあるのが、菓子・ジュースの大量摂取である。砂糖などの少糖類の大量摂取ということになる。

2　砂糖過剰摂取の問題

米より菓子という時代

前出の図で示したように、家計支出で、昭和六十二年（一九八七）に菓子類購入金額が、米類購入金額を上まわってしまった。歴史的な大逆転である。私には亡国の加速現象という感じがする。

ある女子学生は期末のレポートに、「まぎれもなく私も砂糖の害におかされた一人」と書いた。

「両親が理容師で共稼ぎ。自分は隣の店で、チョコレートやアメを買って、ほとんどごはん代わりに食べていた。理容に来た近所の子どもがアイスクリームを食べていると、自分もほしくなり、多い時には一日五個も食べた。食事のごはんなどは、おなかに入らなかった。

成長期に食べるべきものを食べてこなかったので、背は低いし、歯並びは悪い。このため初対面の人と話すことがいやで、もう少しで性格も最悪になるところだった。小学校高学年で仮性近視と言われ、今は立派な近視。（近視と砂糖との関係については大沢著『子どもも大人もなぜキレる』ブレーン出版、参照）

何度も生まれ変わりたいと願ったことか。自分の子どもを育てる時には、私の二の舞はさせたくない。私の親も一応は注意してくれたが、甘いものの害までは、気づいていなかったらしい。けれどもこういうことは、学校でもどこでも、誰も教えてくれなかった。」

「炭水化物」という語

「砂糖は脳のエネルギー」というメッセージが広まっている。脳の唯一のエネルギー源がブドウ糖であるので、ブドウ糖を含む砂糖と同一視したのであろう。ではブドウ糖を含んでいるものは、ほかにはないのか。そんなことはない。米などの穀物やいも類に含まれている。

もし脳のエネルギーになるブドウ糖が、砂糖にしか含まれていないとしたら、あの第二次大戦中の砂糖ゼロの時代には、砂糖を入手できなかった人々は、生きていられなかったはずである。

『砂糖病――甘い麻薬の正体』という本がある。シュガーブルースというふりがながついている。ダフティ著・田村源二訳で、一九七九年に日貿出版社から発行された。出版から二十五年もたっているが、今日の日本の社会にとって、重大な意味をもつ指摘が多く見られる。

今もなお「砂糖は米や麦と同じ炭水化物で食生活に欠かせないもの」という意見があ

るが、『砂糖病』では「砂糖に対して炭水化物という言葉を使用することは計画的な詐欺である」と述べている。「砂糖のような精製炭水化物が、精製とは関係なく分類される炭水化物と一緒くたにされてしまっているのだ」と指摘している。

「砂糖は化学的に純粋」という意味

「砂糖は九九・九％の純度を保ち、化学的に純粋である」という意見もあった。

これに対して『砂糖病』の著者は、「精製過程ですべてのビタミン、ミネラル、塩類、繊維質、タンパク質が除去されるという疑いのない事実を知らせずに、純粋ということにどれほどの意味があるのだろうか?」という問いを投げかけた。

ウィリアム・コーダ・マーチン博士は、「ミシガン有機ニュース」(一九五七)において、生命の力であるビタミンやミネラルがすべて除かれているという理由で、精製糖(白砂糖)を毒と分類し、次のように論じた。

「精製された炭水化物は、タンパク質、ビタミン、ミネラルをすべて除かれているが、これらのものがなければ、体は炭水化物を利用できない。植物はすべて、これらの成分を自《みずか》らの炭水化物代謝に必要な量だけ、自然から供給されている。余分な炭水化物の貯《たくわ》えなどしない。それよりも、炭水化物の不完全代謝は、ピルビン酸や五個の炭素原子をもつ異常な糖『毒性代謝産物』を作りだす。」

「ブドウ糖果糖液糖」は？

飲料などによく使われている「ブドウ糖果糖液糖」という糖は、「砂糖」とどう違うのか。安部司著『食品の裏側』（東洋経済新報社）では、「急激に血糖値が上がる怖さ」という見出しで、問題視している。

「砂糖も血糖値を上げると言われますが、砂糖のほうは体内でブドウ糖と果糖の二つに分かれて吸収されていきます。

しかし『ブドウ糖果糖液糖』は、最初からブドウ糖と果糖に分かれているため、あっという間に吸収されて血糖値がハネ上がってしまう。」

なぜこのような糖が使われるようになったか。安部氏は、次のように述べて、警告している。

「ブドウ糖果糖液糖」というのは、安いでんぷんからつくられるもので、三十年ぐらい前から急激に需要が増えた。

子どもが好きなさわやかな甘味なので、ジュースやコーヒー飲料、さまざまなタレなどに甘味をつけるのに都合がいい。

また液体という利点がある。砂糖ならば製造過程で一度溶かさなければならないが、最初から液体ならばその手間がはぶける。成分がブドウ糖と果糖だから、ジュースなどと相性がいい。

ペットボトル一本（五〇〇㎖）のジュースには、砂糖五〇g相当のカロリーが入っている。

そんな「ブドウ糖果糖液糖」が大量に入った飲み物やお菓子ばかりを食べることで、一日に必要なカロリーの大半を摂取してしまう。

米を食べられなくなるのは当然である。

低血糖症の発見で医学界は困惑した

さて『砂糖病』では、本書でも前にとりあげた、シエール・ハリスの業績について、その発見の影響を述べている。

一九二四年、ハリスは糖尿病患者でもなく、インスリン投与を受けたこともない多くの人々に、インスリン・ショックの症状が認められることに気づき始めた。血液中のブドウ糖値が低いのである。

同年、ハリスは血中のブドウ糖値が低いのは、インスリン分泌《ぶんぴつ》過剰症の症状であると宣言した。この患者たちは心臓病、脳腫瘍《しゅよう》、てんかん、胆嚢《たんのう》病、ヒステリー、ぜんそく、アレルギー、潰瘍《かいよう》、アル中、そのほかさまざまな精神障害として治療されてきた。

しかしノーベル賞は与えられなかった。病める医療体制にとっては、彼の発見は利益ではなく、困惑のもとだった。彼が提案した治療法は、巨額な商いを製薬産業にもたらす薬ではなかった。彼の治療法は体の自己管理だった。患者は精製糖、キャンデー、コーヒー、清涼飲料をやめる覚悟をしなければならなかった。

医学会はハリスに猛然と攻撃を加えた。もし彼の発見が外部にもれれば、外科医や精神分析医、その他の専門医たちに、不都合な事態を引き起こしかねなかったからである。

インスリン分泌過剰症あるいは低血糖症は、今日に至るまで、医療体制の除《の》け者扱いになっている。アメリカ医師会が、ハリスに賞を与えるまでに、実に二十五年の歳月が必要だった。

砂糖処理能力と精神疾患

『砂糖病』では、砂糖処理能力と精神疾患の関係をに気付いた医学者のことも、語られている。

一九四〇年代、ニューヨークの内分泌学者、ジョン・ティンテラは、「病的精神作用」において、内分泌システムが極めて重大な働きをしている事実を再発見した。

彼は、副腎皮質《ふくじんひしつ》機能低下症治療中の二百例から、患者の主な訴えは、砂糖を処理できない体をもつ人々の訴えと、しばしば重なり合うことを発見した。たとえば疲労、神経のいらだち、抑うつ、不安、甘いものの切望、アルコール処理不能、集中力欠如、アレルギー、低血圧。

彼はついに、砂糖処理能力があるかどうかを調べるために、すべての患者に四時間のブドウ糖負荷《ふか》試験を受けさせた。

その結果は驚くべきものだった。

試験を実施した研究室を当惑させたのが、青年期初期の患者たちが示した、低い均一な曲線だった。

統合失調症は思春期に発病し、悪化するように見えるが、患者の過去を厳密に調査してみると、すでに誕生の時点、幼児期、小学校時代を通して、病気の兆候が現れている場合が多い。これらの時期は、それぞれ特有の臨床像を持っている。この臨床像は思春期にさらに顕著《けんちょ》なものとなり、学校関係者を嘆かせることがしばしばである。

検尿、完全な血球数測定、タンパク結合沃素《ようそ》測定、五時間のブドウ糖負荷試験という最低限の検査をしただけで、拒絶症、活動過剰症、学業に対する根深い敵意などが結果に歴然と表れる、と。

ティンテラは、病状の軽減、緩和《かんわ》、治癒《ちゆ》は「体全体が正常な機能を取り戻すことにかかっている」と強調し、あらゆるかたちの砂糖を徹底的に禁止した。

この『砂糖病』によると、今日では、ティンテラが何年も前に表明した、次のようなことを、世界中の医者たちが繰り返し述べているという。「何人《なにびと》といえども、患者の砂糖処理能力を調べるブドウ糖負荷試験を試みぬかぎり、いかなる場所においても精神医学治療と呼ばれる治療を始めてはならない」

残念ながら、日本の精神科医で、初診において、五時間の糖負荷試験を実施するという話を聞いたことがない。

先駆的に低血糖症に取り組んでいる医師たちは、「精神科医」ではない医師たちである。

しかし、精神科医の中にも、低血糖症への関心と理解を深め、栄養的アプローチを推進しようという気配がある。

先駆的な医師、それに患者・家族から学んで、効果的な治療・援助を開始する精神科医が現れてくることを期待している。

あとがき

「食事崩壊」と「心の病」という二つのキーワードを結びつける、第三のキーワードを「低血糖症」とすると、現代社会のさまざまな病理が理解できる。

暴力、不登校、多動、統合失調症、アルツハイマー病……。

しかし問題はこれらだけではない。うつ、自殺、オーバードーズ（薬物過剰投与あるいは服用）など、重大問題はまだまだある。

インターネットで「低血糖症」を検索したら、約十三万三千件と出た。最近まで数万だったのだが。

新生児の低血糖症の危険因子を伝えている情報もある。「血糖値を下げる高インスリン血症は、妊婦糖尿病（肥満妊婦）のみならず、食後のデザート（果物、アイスクリーム、ケーキなど）を取り過ぎた妊婦さんから生まれた新生児に多い」と警告している。「低血糖症の発見」と題して、ハリスの研究を紹介し、白砂糖の害を強く警告している、歯科医からの情報もある。

「不登校克服研究所」の情報では、「不登校の子供の多くが、自律神経失調症や低血糖症などの病気を抱えています」と、くわしく説明している。

膨大な数の情報である。症状も食生活も自分にあてはまるということで、関心が増大し、そのことをまた誰かに伝えたくなる。

医学関係者の情報も多いが、具体的な食生活に触れていない説明もある。

願わくは、精神医学、心身医学、カウンセリング、心理療法など、人の心身への援助を専門とする人たちは、とくに食原性の低血糖症を理解し、臨床活動を拡充していただきたい。

また自分の心の状態と食生活の関係に気づいて、自力で生活を変えていく人たちが、ますます増えていくことも願っている。

参考文献

山崎光夫『逆転検死官』新潮社、二〇〇三

井上ひさしほか『完全米飯給食が日本を救う』東洋経済新報社、二〇〇〇

アレキサンダー・シャウス著、大沢博訳『栄養と犯罪行動』ブレーン出版、一九九〇

櫻井よしこ『この国を、なぜ、愛せないのか』ダイヤモンド社、二〇〇六

福島章『子どもの脳が危ない』PHP、二〇〇〇

足立己幸・NHK「子どもの食卓」プロジェクト『知っていますか子どもたちの食卓』NHK出版、二〇〇〇

デボラ・ニーホフ著、吉田利子訳『平気で暴力をふるう脳』草思社、二〇〇三

柏崎良子『低血糖症と精神疾患治療の手引』イーグレープ、二〇〇七

パーボ・エイローラ著、大沢博訳『低血糖症――現代病への新しいアプローチ』ブレーン出版、一九九六

安保徹『体温免疫力』ナツメ社、二〇〇四
大沢博『その食事では悪くなる』三五館、一九九九
三池輝久・友田明美『学校過労死――不登校状態の子供の身体には何が起こっているか』
診断と治療社、一九九四
マイケル・レッサー著、大沢博訳『栄養・ビタミン療法』ブレーン出版、一九九一
大沢博『食原性低血糖症』ブレーン出版、一九九八
大沢博『食事で治す心の病PartⅡ』第三文明社、二〇〇四
西田雄三『BSEの化学』牧歌舎、二〇〇四
溝口徹『診たて違いの心の病』第三文明社、二〇〇六
篠原恒樹「痴呆老人には若い時から甘い物が好きだった人が多いことが調査で判明」『壮
快』一九八六・四
記事「若年性痴呆の恐怖」『ビーコモン』NHK出版、一九九二・七
長谷川和夫監修『痴呆の百科』平凡社、一九八九

黒田洋一郎『ボケの原因を探る』岩波新書、一九九四
中野・水澤編『よくわかるアルツハイマー病——実際にかかわる人のために』永井書店、二〇〇四
植木彰「アルツハイマー病と栄養」日本薬学会雑誌『ファルマシア』二〇〇六・九
内藤聰『ある日突然、妻が痴ほう症になった』大和書房、一九九九
永山久夫『たべもの戦国史』河出文庫、一九九六
砂田登志子『漢字で食育』求龍堂、二〇〇一
ダフティ著、田村源二訳『砂糖病——甘い麻薬の正体』日貿出版社、一九七九
安部司『食品の裏側』東洋経済新報社、二〇〇五

大沢　博（おおさわ・ひろし）

1928年　群馬県に生まれる。
1952年　東京文理科大学卒業。岩手大学教授を経て、現在同大学名誉教授。
著書　『食原性症候群』（ブレーン出版）
　　　『子どもも大人もなぜ切れる』（ブレーン出版）
　　　『その食事では悪くなる』（三五館）
　　　『食事で治す心の病』（第三文明社）ほか。
訳書　フランクル著『意味への意思』（ブレーン出版）
　　　シャウス著『栄養と犯罪行動』（ブレーン出版）
　　　ファイファー著『精神疾患と栄養』（ブレーン出版）
　　　ジャンソン著『ビタミン革命』（オフィス今村）
　　　ホッファー著『ビタミン B_3 の効果』（世論時報社）
　　　ホッファー著『統合失調症を治す』（第三文明社）ほか。

食事崩壊《しょくじほうかい》と心《こころ》の病《やまい》　　レグルス文庫 258

2007年11月16日　初版第1刷発行

著　者　大沢《おおさわ》　博《ひろし》
発行者　大島光明
発行所　株式会社　第三文明社
　　東京都新宿区新宿 1-23-5　郵便番号　160-0022
　　電話番号　03(5269)7145（営業）
　　　　　　　03(5269)7154（編集）
　　URL　http://www.daisanbunmei.co.jp
　　振替口座　00150-3-117823
印刷所　明和印刷株式会社

ISBN978-4-476-01258-3

REGULUS LIBRARY

レグルス文庫について

レグルス文庫〈Regulus Library〉は、星の名前にちなんでいる。厳しい冬も終わりを告げ、春が訪れると、力づよい足どりで東の空を駆けのぼるような形で、獅子座〈Leo〉があらわれる。その中でひときわ明るく輝くのが、このα星のレグルスである。レグルスは、アラビア名で〝小さな王さま〟を意味する。一等星の少ない春の空、たったひとつ黄道上に位置する星である。決して深い理由があって、レグルス文庫と名づけたわけではない。ただ、この文庫に収蔵される一冊一冊の本が、人間精神に豊潤な英知を回復するための〝希望の星〟であってほしいという願いからである。

都会の夜空は、スモッグのために星もほとんど見ることができない。それは、現代文明に、希望の冴えた光が失われつつあることを象徴的に物語っているかのようだ。誤りなき航路を見定めるためには、現代人は星の光を見失ってはならない。だが、それは決して遠きかなたにあるのではない。人類の運命の星は、一人ひとりの心の中にあると信じたい。心の中のスモッグをとり払うことから、私達の作業は始められなければならない。

現代は、幾多の識者によって未曾有の転換期であることが指摘されている。しかし、その表現さえ、空虚な響きをもつ昨今である。むしろ、人類の生か死かを分かつ絶壁の上にあるといった切実感が、人々の心を支配している。この冷厳な現実には目を閉ざすべきではない。まず足元をしっかりと見定めよう。眼下にはニヒリズムの深淵が口をあけ、上には権力の壁が迫り、あたりが欲望の霧につつまれ目をおおうとも、正気をとり戻して、たしかな第一歩を踏み出さなくてはならない。レグルス文庫を世に問うゆえんもここにある。

一九七一年五月

第三文明社

レグルス文庫／既刊

ラーマーヤナ(上)(下)	河田清史
マハーバーラタ(上)(中)(下)	C・ラージャーゴーパーラーチャリ 奈良 毅・田中嫺玉訳
ジャータカ物語(上)(下)	津田直子
ガンディーの生涯(上)(下)	K・クリパラーニ 森本達雄訳
ガンディーとタゴール	森本達雄
トルストイの生涯	藤沼 貴
わが非暴力の闘い	ガンディー 森本達雄訳註
非暴力の精神と対話	ガンディー 森本達雄訳
フロイトとユング	小此木啓吾 河合 隼雄
詩集 草の葉	W・ホイットマン 富田砕花訳
自我と無意識	C・G・ユング 松代洋一・渡辺学訳
精神のエネルギー	ベルクソン 宇波 彰訳
思考と運動(上)(下)	ベルクソン 宇波 彰訳
人間ブッダ	田上太秀

大智度論の物語(一)(二)	三枝充悳
大智度論の物語(三)	渡辺章悟
法華経現代語訳(上)(中)(下)	三枝充悳
天台大師の生涯	京戸慈光
仏教史入門	塚本啓祥
唯識思想入門	横山紘一
釈尊の譬喩と説話	田上太秀
中論(上)(中)(下)	三枝充悳訳註
「空」の構造	立川武蔵
一念三千とは何か	菅野博史
法華経の七つの譬喩	菅野博史
初期仏教の思想(上)(中)(下)	三枝充悳
仏教と精神分析	三枝充悳 岸田 秀
大乗仏教入門	平川 彰
21世紀文明と大乗仏教	池田大作

レグルス文庫／既刊

愛と性の心理　高山直子
現代小説作法　大岡昇平
科学・哲学・信仰　村上陽一郎
仏教とキリスト教　堀　堅士
中国思想史(上)(下)　森三樹三郎
ユングの生涯　河合隼雄
牧口常三郎　熊谷一乗
魯迅の生涯と時代　今村与志雄
若き日の読書　池田大作
深層心理の世界　織田尚生
牧口常三郎と新渡戸稲造　石上玄一郎
人間の宗教　R・タゴール　森本達雄訳
戸田城聖伝　西野辰吉
生命論パラダイムの時代　日本総合研究所編
外国文学の愉しみ　辻　邦生

ヒューマニズムとは何か　石神　豊
生命哲学入門　川田洋一
国家主義と闘った牧口常三郎　村尾行一
周恩来——人民の宰相　高橋強　川崎高志
私の人物観　池田大作
よくわかる日本国憲法　竹内重年
命《ぬち》どぅ宝—沖縄戦・痛恨の記憶—　創価学会青年平和会議編
舞え！HIROSHIMAの蝶々——被爆地からのメッセージ——　創価学会青年平和会議編
平和への祈り—長崎・慟哭の記録—　創価学会青年平和会議編
精神医学の歴史　小俣和一郎
信教の自由と政治参加　竹内重年